変形性股関節症の リハビリテーション

患者とセラピストのためのガイドブック

第2版

勝又 壮一　監修
土屋 辰夫　編集

勝又 壮一
土屋 辰夫
小泉 千秋
金　 誠熙　著
辻　 融枝
相馬 光一
杉山 　肇
蒔田 桂子

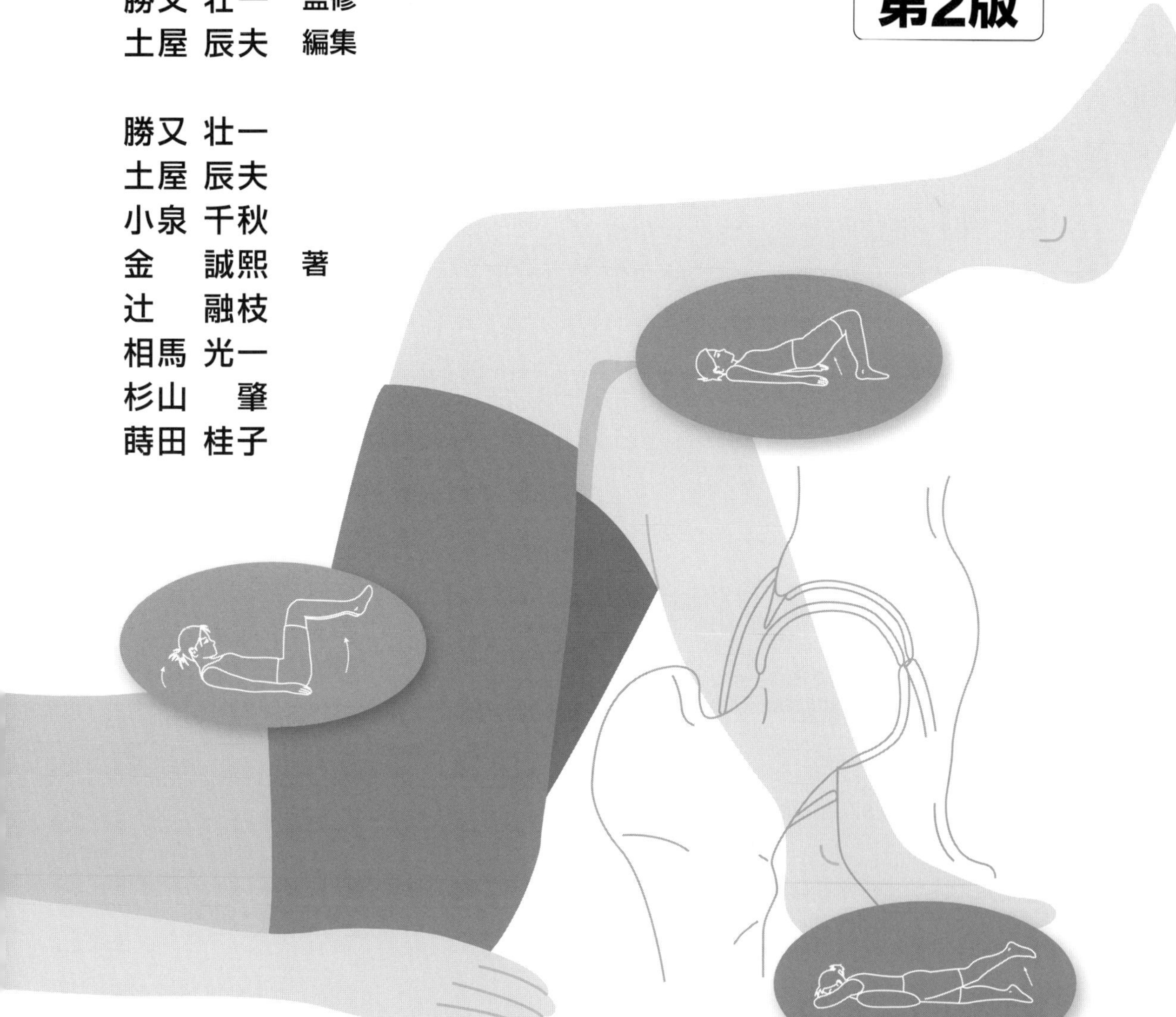

医歯薬出版株式会社

【監 修】
　勝又　壯一　神奈川リハビリテーション病院院長

【編 集】
　土屋　辰夫　神奈川県総合リハビリテーションセンター地域支援センター副所長

【執 筆】（執筆順）
　勝又　壯一　上記
　土屋　辰夫　上記
　小泉　千秋　七沢リハビリテーション病院理学療法科主査
　金　　誠熙　神奈川リハビリテーション病院理学療法科主査
　辻　　融枝　神奈川リハビリテーション病院理学療法科主査
　相馬　光一　神奈川リハビリテーション病院理学療法科主査
　杉山　　肇　神奈川リハビリテーション病院副病院長
　蒔田　桂子　神奈川県総合リハビリテーションセンター地域支援センター地域支援室長

This book was originally published in Japanese under the title of:

Henkeiseikokansetsusyō-no Rihabiritēsyon—Kanja to Serapisuto no tameno Gaidobukku
(Rehabilitation for Coxarthrosis—The guidebook for patients and therapists)

Editors:
Katsumata, Soichi
　Director of Kanagawa Rehabilitation Hospital
Tsuchiya, Tatsuo
　Deputy Director General of Kanagawa Rehabilitation Support Center
　Physical Therapist

© 2005 1st ed., © 2012 2nd ed.

ISHIYAKU PUBLISHERS, INC.
　7-10, Honkomagome 1 chome, Bunkyo-ku
　Tokyo 113-8612, Japan

第2版 監修者の序

　初版が発行されたのは2005年であるから，初期の構想からは約10年近くを過ぎようとしている．この間，股関節外科を取り巻く環境は大きな変化を遂げてきた．なかでも人工関節手術はその素材や形状に安定化が得られ，さらに最小侵襲手術（MIS）の導入が積極的に行われるようになり入院期間が大幅に短縮されてきた．また，股関節鏡の進歩により股関節疾患の新たなる病態の解明が進み，FAI（大腿骨寛骨臼インピンジメント）や股関節唇損傷に対する手術的取り組みがなされるようになった．

　しかし，人工関節手術の普及が目を見張るなか，関節温存手術が主役の座を奪われたかのような現状に対しては，股関節外科の先達から警鐘が鳴らされている．その点においても，股関節鏡による従来の股関節症治療に対する導入発展が期待されている．

　股関節症に対する治療法は，保存療法（運動療法）と手術療法に大別される．保存療法で改善することが望ましいことはいうまでもないが，現在は手術療法が選択されることが多い．従来の手術法の改善や進歩により入院日数が大幅に短縮され，さらに股関節鏡手術が行われるようになり，対応するリハビリテーション技術も必要に迫られ変化し，向上している．神奈川リハビリテーション病院では全国から理学療法士を目指す学生の実習を受け入れており，股関節症のリハビリテーションをテーマとする卒後専門研修講座も毎年開催している．実習生や受講生を通じて多くの人から情報の提供が望まれていることを知り，本書の改訂を決意するに至った．

　改訂にあたってはリハビリテーションが股関節症の病状の改善や進行をできるだけ予防をするツールであることを意識し，新しい知見やスタッフの参加を得て当院の最新のノウハウを盛り込み，時代の流れに即したガイドブックとなることを目標にした．また，初版のコンセプトである，「できるだけ平易な言葉を用い，多くの股関節症の人たちにもわかりやすい内容に」と心がけ，とくに第2版においては項目ごとに「セラピストへのメッセージ」をワンポイントアドバイスとして挿入し，より適切にセラピストの人たちに役立つようにした．

　当初，第2版の発行は1年前に予定していたが，東日本大震災のこともあり今日に至ってしまった．ようやく完成したことをスタッフの諸君に感謝申し上げたい．また，本書を刊行するにあたり強力に後押しをしていただいた医歯薬出版編集部の方々にも深甚の謝意を表したい．

　終わりに，本書が股関節症に悩んでいる方にはもちろん，若い理学療法士や医師

のためのガイドとなることを願ってやまない．

2012 年 9 月

勝 又 壮 一

第1版　監修者の序

　神奈川リハビリテーション病院は，昭和48年，神奈川県が医療と福祉の連携の実践の目的で2つの病院と6つの福祉施設よりなる総合リハビリテーションセンターを発足させ，その中核として活動してきた．そして開設以来30年間にわたり，整形外科の一つのテーマとして小児から成人に至る股関節疾患の治療を行ってきた．とくに昭和53年，村瀬鎮雄先生が就任されてから筆者や他の整形外科医とリハスタッフの協力体制のもと，手術とリハビリテーションが一貫して行える病院を目指してきた．

　変形性股関節症に対する手術法は，初期は大腿骨骨切り術，臼蓋形成術，キアリ骨盤骨切り術，関節固定術，筋解離術と人工関節置換術などであったが，昭和58年，寛骨臼回転骨切り術を導入以来，人工関節手術，筋解離術を3本柱として対処してきた．その手術件数は現在までに，人工関節手術1,670例，寛骨臼回転骨切り術1,520例，筋解離術250例に達した．

　この間，変形性股関節症に対する手術法の変遷や工夫とともに後療法も大きく変わり，専門的で十分なリハビリテーション医療を提供する目的で，初期はおおむね入院期間が3カ月であったのが，現在はその半分になっている．また，股関節手術後はギプス固定が常識であったが現在はまったく行われていない．

　この間に蓄積された「股関節症のリハビリテーション」のノウハウのエッセンスを，系統立ててまとめたいという気運が理学療法科のスタッフのなかで盛り上がり，2年ほど前から退院される患者さんを対象にした継続的なリハビリテーション講座を始めた．昨今，患者さんの病気に対する知識の向上には目を見張るものがあり，自己責任のなかでことを決定しようとする動きが活発であり，手術法の選択や手術の時期，さらに手術後の自己管理の一貫としてリハビリテーションの継続の必要性を認識するに至っている．そこで，この講座の内容を中心に本にまとめたいとの提案を受けたことや，患者さんからの要望もあり本書を刊行することになった．

　本書の執筆が始まった2004年は明るい話題はスポーツ界に多く，アテネ・オリンピックにおける日本選手のメダルラッシュ，夏の甲子園高校野球選手権の深紅の大優勝旗が初めて津軽海峡を渡り北海道にその喜びをもたらし，さらにイチロー選手のアメリカ・メジャーリーグ最多安打数の更新があった．他方，社会情勢においてはイラク問題の重荷や，相次ぐ台風の本土上陸による暴風雨災害，新潟県中越地震災害，スマトラ沖大地震など地球の脅威に今さらながら驚き，年度を代表する言葉に「災」が選ばれたほどであった．

このような状況下で理学療法科スタッフ諸君は，精力的に原稿を書き上げてくれたこと，また医歯薬出版編集部の方々ほか，多くの方々のご協力により本書を刊行することができたことに改めて感謝の意を捧げたい．

　本書は，できるだけ平易な言葉を用い，多くの股関節症の人たちにもわかりやすい内容を心がけたが，患者さんだけでなく理学療法士や若い医師の股関節症に対する理解の一助になれば幸いである．

2005年1月

勝又壯一

目 次

第2版　監修者の序 —————————— iii
第1版　監修者の序 —————————— v

第1章　股関節の仕組みと働き　　　　　　　　　　　　　　　　（勝又壮一）　1

1. 股関節の仕組み ————————————————————————— 1
   A. 寛骨臼・臼蓋／1　　B. 関節唇（臼蓋唇）／2　　C. 関節腔・関節液／2
   D. 大腿骨頭靱帯（円靱帯）／2　　E. 関節包／2　　F. 関節軟骨／2
2. 股関節の働き ————————————————————————— 2
   A. 体重の支持と可動性／2　　B. 股関節の運動／2

第2章　変形性股関節症とは　　　　　　　　　　　　　　　　　（勝又壮一）　3

1. 変形性股関節症の原因 ——————————————————————— 3
2. 変形性股関節症の症状 ——————————————————————— 3
   A. 股関節痛／3　　B. 運動障害／4　　C. 跛行（歩き方の異常）／4
   D. 下肢長差／4
3. 変形性股関節症の進展とそのX線像の推移 —————————————————— 5
4. 変形性股関節症の治療 ——————————————————————— 5
   A. 保存療法／6　　B. 手術療法／6
5. 変形性股関節症の臨床成績の評価 —————————————————————— 8

第3章　リハビリテーションの考え方　　　　　　　　　　　　　（土屋辰夫）　9

1. 股関節症の人へのメッセージ ————————————————————— 9
   A. 望ましくない典型その1―運動不足と肥満／9
   B. 望ましくない典型その2―運動過剰と不適切なスポーツ／10
   C. 適度な運動と体重のコントロールが大切です／11　　D. 痛みとの付き合い／11
   E. 股関節を守る5つの原則／11
   ●セラピストへのメッセージ ————————————————————— 13

第4章　関節を柔軟にする　　　　　　　　　　　　　　　　　　（小泉千秋）　15

1. 股関節のストレッチについて ————————————————————— 15
   A. 股関節の動き／15　　B. 関節が動かなくなるのはなぜ？／15
   C. ストレッチとは／15　　D. なぜストレッチが必要なのですか？／16

2. 具体的な方法 ——————————————————————————————— 17
　　　A. ポジショニング/17　　B. リラクセーション/18　　C. 股関節屈曲/19
　　　D. 股関節伸展/20　　E. 股関節外転/21　　F. 股関節内転/21
　　　G. 複合運動 開排/22　　H. 股関節以外のストレッチ/22
　●セラピストへのメッセージ ————————————————————————— 25
　◇コラム：痛みに対するセルフケア ————————————————（金　誠熙）26

第5章　筋力を強化する　　　　　　　　　　　　　　　　　　　　（金　誠熙）29

　1. 股関節の筋肉 ————————————————————————————— 29
　2. 股関節屈筋群の筋力強化法 ———————————————————————— 29
　　　A. まずは腹筋を強化しましょう！/30
　3. 股関節伸筋群の筋力強化法 ———————————————————————— 33
　4. 股関節外転筋群の筋力強化法 ——————————————————————— 34
　5. 股関節内転筋群の筋力強化法 ——————————————————————— 35
　6. 複合運動 ——————————————————————————————— 35
　　　A. 股関節屈曲に伴う複合運動/35　　B. 股関節伸展運動に伴う複合活動/36
　7. 最後に ———————————————————————————————— 36
　●セラピストへのメッセージ ————————————————————————— 37

第6章　歩行機能を改善する　　　　　　　　　　　　　　（土屋辰夫・金　誠熙）39

　1. 歩行についての基礎知識 —————————————————————————— 39
　　　A. 二足歩行の特徴/39　　B. 重心の移動/40　　C. 歩行中の関節の動き/42
　　　D. 歩行中の筋肉の働き/42　　E. 姿勢の影響について/44
　　　F. 歩行中の股関節に加わる力/44
　2. 股関節症にみられる歩行とその対策 ————————————————————— 45
　　　A. 「上半身がぐらつくこと」への対策/46
　　　B. 「歩幅が小さいこと，腰の反りが強いこと」への対策/48
　　　C. 長い間の習慣で身についた姿勢への対策——「よい歩き方を獲得する7つのステップ」/49
　3. 歩行訓練をするときの注意点 ——————————————————————— 54
　　　A. 歩行時間と距離/54　　B. ローリング：足の裏を上手に使いましょう/55
　　　C. 靴にはこだわりましょう/57
　●セラピストへのメッセージ ————————————————————————— 57

第7章　日常生活を改善する　　　　　　　　　　　　　　　　　　（辻　融枝）59

　1. 自分の身体を整える ———————————————————————————— 59

A. 身体を柔軟に保つ/59　　B. 身体を支える機能を維持する/60
　　　C. 耐久力をつける/60
　2. 動作の仕方を工夫する ─────────────────────────── 60
　　　A. 椅子からの立ち上がり・座り/60　　B. 床からの立ち上がり・しゃがみ/61
　　　C. 階段/63
　3. 日常生活における環境・道具の工夫 ──────────────────── 63
　　　A. 洋式生活・和式生活/63　　B. 更衣・整容/64　　C. 入浴/65
　　　D. トイレ/68　　E. 就寝/69　　F. 身体間コミュニケーション/71
　4. 家事動作，社会参加 ─────────────────────────── 71
　　　A. 炊事/71　　B. 洗濯/71　　C. 掃除/71　　D. 買い物/71　　E. 収納/73
　　　F. 外出/73　　G. 自動車の運転/73　　H. 自転車/74　　I. スポーツ/74
　　●セラピストへのメッセージ ───────────────────────── 74

第8章　水中運動のすすめ　　　　　　　　　　　　　　　（相馬光一）75

　1. 水の特性 ───────────────────────────────── 75
　　　A. 水温/75　　B. 浮力/75　　C. 抵抗/75　　D. 静水圧/76
　2. 水中運動の特徴 ────────────────────────────── 76
　　　A. 水慣れ/76　　B. 関節にかかる負担/76　　C. 水中運動の利点/76
　3. 水中トレーニングの実際 ───────────────────────── 77
　　　A. 基本姿勢/77　　B. 立位姿勢/77　　C. ストレッチ/78　　D. スクワット/78
　　　E. 体幹の回旋運動/80　　F. 骨盤運動/80　　G. ステップ動作/81
　　　H. 歩行/82　　I. 水泳/84
　　●セラピストへのメッセージ ───────────────────────── 85

第9章　手術後のリハビリテーション　　　　　　　　　　　（金　誠煕）87

　1. 理学療法プログラム ─────────────────────────── 87
　　　A. 術前の理学療法/87　　B. 術後の理学療法プログラム/88
　　　C. 退院時評価とホームプログラム/91
　2. 理学療法における基本的な考え方と留意点 ──────────────── 91
　　　A. 術後理学療法の考え方/91　　B. 理学療法における留意点/91
　3. 理学療法アプローチの実際　～歩行の獲得に向けて～ ─────────── 92
　　　A. 疼痛に対するアプローチ/92　　B. 可動性を獲得するための方法/94
　　　C. 動作を獲得していくためのアプローチ　～体幹─骨盤─股関節の連結を高めるために～/94

第10章　変形性股関節症における最近のトピックス　　　（杉山　肇）　107

1. 股関節鏡手術 ───── 107
   A. 股関節鏡の適応および鏡視下手術/*108*
2. 股関節の新しい病態 ───── 110
   A. 大腿骨頭靱帯断裂/*110*　　B. FAI（Femoroacetabular Impingement）/*111*
3. 新しい評価法と今後の課題 ───── 112

付録1　社会資源の紹介　　　（蒔田桂子）　115

1. 医療費助成 ───── 115
   A. 高額療養費制度/*115*　　B. 自立支援医療（更生医療）/*116*
2. 福祉・介護 ───── 117
   A. 身体障害者手帳/*117*　　B. 介護保険制度/*118*
3. 補装具・日常生活用具・福祉用具の制度活用の例 ───── 118
4. その他の公的制度 ───── 118
   A. 傷病手当金/*118*　　B. 公的年金/*119*　　C. 雇用保険/*120*

付録2　食事療法　　　（土屋辰夫）　121

1. 肥満について ───── 121
2. 必要摂取カロリーと食品 ───── 121
3. 骨を元気にするのは運動とカルシウムの摂取 ───── 122

あとがき ───── 127
索　引 ───── 129

第1章

股関節の仕組みと働き

1 股関節の仕組み（図1-1）

　股関節は骨盤（寛骨臼）と大腿骨頭の組み合わせによる臼状関節です．肩などの球関節に比べ運動性は著しく制限されています．

A. 寛骨臼・臼蓋

　寛骨は腸骨・坐骨・恥骨からなる大きな陥凹の関節窩を形成し，寛骨臼となります．同部は大腿骨頭を受ける部分で，馬蹄形の関節軟骨で覆われています．臼蓋は寛骨臼の一部で大腿骨頭を屋根状に覆い体重を受けます．

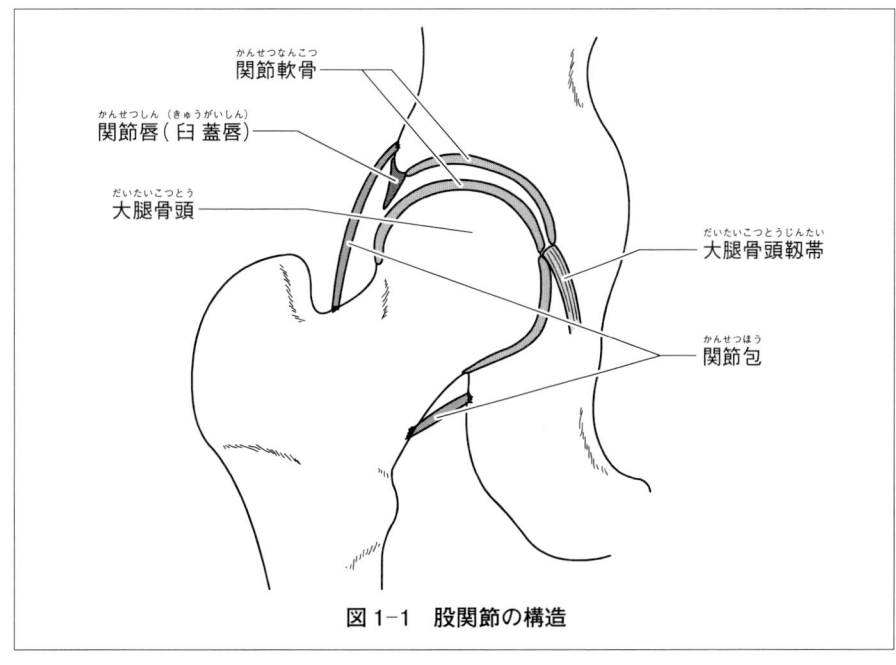

図1-1　股関節の構造

B. 関節唇（臼蓋唇）

寛骨臼窩の周りは線維軟骨からなる関節唇によって覆われ，大腿骨頭に被さるようにあります．

C. 関節腔・関節液

関節包に覆われた空間を関節腔といい，真空状態で少量の液体（関節液）を含んでいます．関節液は関節に栄養を与え，運動に際し潤滑液として作用します．

D. 大腿骨頭靱帯（円靱帯）

関節内にある靱帯で，寛骨臼窩と大腿骨頭を連結するとともに血管を導入します．

E. 関節包

関節唇・寛骨臼・大腿骨頭をすっぽり包み込んでいます．いくつかの靱帯で関節包は外側から補強されていますが，前面の腸骨大腿靱帯は全身中で最強の靱帯で，Y字型に分かれることによりY靱帯とも呼ばれています．

F. 関節軟骨

股関節において馬蹄形をした寛骨臼と大腿骨頭の擦りあう面は，ガラス軟骨でできた関節軟骨で覆われています．関節軟骨は弾力性があり，2〜4 mmの厚さがあり骨相互の力の伝達や非常に滑らかな構造をしているため低摩擦下での関節可動性に関与します．

2　股関節の働き

A. 体重の支持と可動性

歩行時には体重の数倍に及ぶ圧が加わりながら動きますが，股関節の重要な働きは，このような体重を支持した状態での運動にあります．これらのことを達成するために，股関節は連結度合いの大きな安定した構造になっています．

B. 股関節の運動

運動方向は，空間のあらゆる方向に屈曲・伸展・内転・外転・内旋・外旋（p.16 図4-1）が可能ですが，肩関節に比べ運動範囲は著しく制限されています．肩関節は機能的に自由度に優れ，股関節は安定性に優れた関節といえます．

（勝又壮一）

第2章

変形性股関節症とは

　変形性股関節症（以下，股関節症と略します）とは，先天性もしくは後天性の疾病・外傷によって関節の構造に破綻をきたした状態をいいます．その過程において関節軟骨が変性・破壊し，それを修復する反応が同時に起きている病気で，非炎症性で進行性の疾患であると定義されています．

　また，わが国における変形性股関節症の有病率は1.0～4.3％との報告がありますが，欧米と比べるとやや低いといわれています．

1 変形性股関節症の原因

　股関節症の成り立ちには2つがあります．

　基礎疾患がなくて発症するものを一次性股関節症といい欧米に多くみられ，先天性股関節脱臼や臼蓋形成不全などに起因するものを二次性関節症といいわが国に多くみられます．

　1978～2001年12月までに神奈川リハビリテーション病院に股関節になんらかの愁訴をもって受診した患者7,018例の原因をみてみますと，臼蓋形成不全が43.2％と最も多く，次いで先天性股関節脱臼40.3％と両者で83.5％を占めています．

　男女比は，全体で1：7.4と圧倒的に女性に多くみられます（表2-1）．

　また最近の傾向は，共著者の杉山の赴任とともに臼蓋形成不全やスポーツ外傷による関節唇損傷やFAI（femoroacetabular impingement：臼蓋臼縁部における大腿骨部との衝突障害，第10章参照）による患者さんが増加の傾向にあります．

2 変形性股関節症の症状

A. 股関節痛

　痛みは関節を構成する骨・軟骨の破壊，関節包・滑膜の炎症や股関節周囲筋の攣縮により起きます．痛みははじめ局所の重い感じ，倦怠感，易疲労感として感じ，

表 2-1　原因疾患

疾患名	女	男	計	%
臼蓋形成不全	2,842	187	3,029	43.2
先天性股関節脱臼	2,641	185	2,826	40.3
外傷（脱臼・骨折）	167	98	265	3.8
大腿骨頭壊死	65	69	134	1.9
麻痺性疾患（脳性麻痺など）	83	46	129	1.8
一次性股関節症	81	28	109	1.6
ペルテス病	19	88	107	1.5
化膿性股関節炎	43	33	76	1.1
腫瘍	41	11	52	0.7
骨端線すべり症	21	22	43	0.6
関節リウマチ（RA）	36	4	40	0.5
その他	148	60	208	3.0
計	6,187	831	7,018	100

　激しい痛みより鈍痛が多く，運動により増悪し，休息により軽減します．さらに病勢の進行とともに安静時痛・自発痛も認められるようになります．痛みの部位は股関節・大腿部から膝，殿部から腰部にかけてみられ，また，股関節前面や大転子部に圧痛，叩打痛などもみられます．

B．運動障害

　股関節の運動障害は，骨・軟骨の変性・破壊により骨棘・骨堤が形成され，徐々に骨頭が円形から楕円形に変形することや筋の拘縮により発生します．この運動障害は外転・内旋・伸展さらに外旋制限を，最終的に屈曲制限を生じます．これにより爪切り，靴下の着脱，階段昇降など日常生活動作（ADL）に支障をきたします．

C．跛行（歩き方の異常）

　跛行には脚長差による墜下性跛行，外転筋力の低下によるトレンデレンブルグ跛行，筋力不足を補うため上半身を反対側に傾けるデュシェンヌ跛行，疼痛を回避するための逃避性跛行があります．

D．下肢長差

　この発生の原因には，脱臼・亜脱臼に起因するもの，小児期からの手術の既往，骨頭・頸部の変形などがあります．

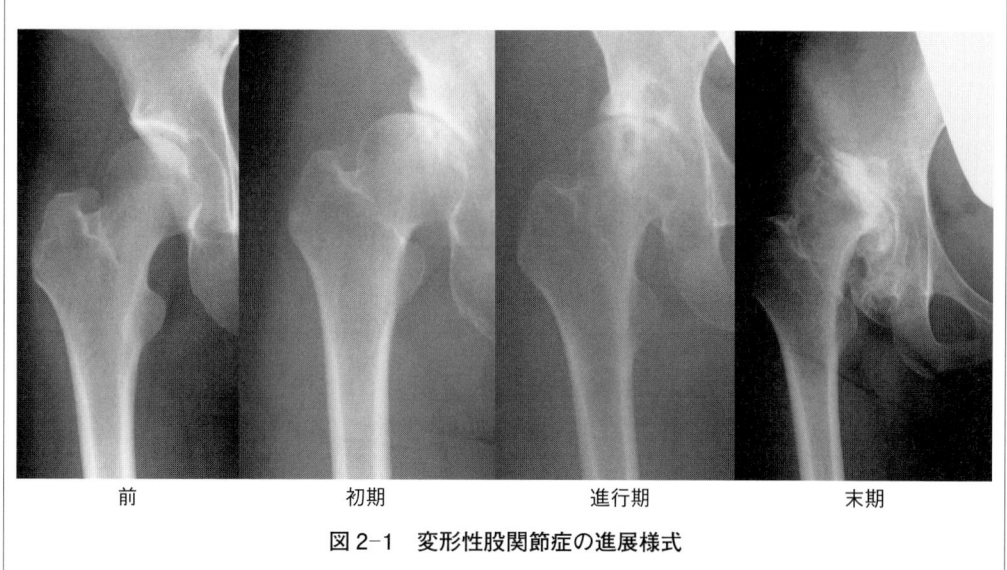
前　　　　　　初期　　　　　　進行期　　　　　末期
図 2-1　変形性股関節症の進展様式

3　変形性股関節症の進展とそのX線像の推移

　股関節症は時とともに，前股関節症，初期股関節症，進行期股関節症，末期股関節症と進行していきます（**図 2-1**）．

　日本整形外科学会は変形性股関節症のX線像の評価基準を，関節裂隙，骨構造の変化，臼蓋および骨頭の変化の3項目を判定し，それぞれ，ほぼ正常，前股関節症，初期股関節症，進行期股関節症，末期股関節症の5段階に分類を行いました．

(1) **ほぼ正常**
(2) **前股関節症**：臼蓋形成不全はあるが，関節面の不適合は軽度，関節裂隙は保たれています．
(3) **初期股関節症**：関節裂隙は部分的に狭小化し，関節面の不適合があり，臼蓋の骨硬化，軽度の骨棘形成があります．
(4) **進行期股関節症**：関節裂隙は部分的に消失し，関節面の不適合があり，骨硬化，骨嚢包，骨棘形成があります．
(5) **末期股関節症**：関節裂隙は広汎に消失し，関節面の不適合があり，広汎な骨硬化，巨大な骨嚢包，著明な骨棘形成，臼底の二重像がみられます．

4　変形性股関節症の治療

　股関節症の治療の目的は，現在ある痛みをとり，症状の進行を予防し，障害の発生を少なくすることで，それによりQOLすなわち生活の質を高めることにあります．

治療法には，保存療法と手術療法があり，その治療成績を左右する因子としては，病期，両側性か片側性か，年齢，職業，筋力の有無，リハビリテーションに対する意欲があるかなどがあります．

治療に際しては手術療法が第一選択と考えますが，長期的な視野のもとに計画を立てて対処し，まず自骨での手術ができないか，両側性の場合は一側の手術を早めに行うなどを考慮します．人工関節手術は最終的な手段といえます．

手術療法は，病状は同じであっても病院，医師により多少考え方やそれぞれ得意としている方法は違います．保存療法は今ある症状を少しでも和らげるためや，最終的に手術を決断するまでにはまだ時間的猶予がある，手術の決心がつかない，あるいは家庭・仕事の都合で今すぐには手術ができないなど種々の事情がある場合などに考慮されます．

また，最近の手術療法における変化は関節鏡を用いた手術が長足の進歩を遂げている一方，骨切り術が減少し人工関節手術が増加している傾向があります．

いずれにせよきちんと説明を受け，理解した上で治療法を選択することが大切だと思います．

A．保存療法

(1) **薬物療法**：主に痛みや炎症を鎮めるための消炎・鎮痛薬が用いられます．内服が中心ですが，座薬や関節内注射もあります．
(2) **理学療法・運動療法**：本書のテーマです．第3～6，8～9章参照．
(3) **装具療法**：脱臼予防の股装具や杖などが用いられます．第6章参照．
(4) **生活指導**：第7章参照．

B．手術療法

(1) **筋解離術**：緊張する筋肉の一部を切離し，痛みをとる方法．
(2) **大腿骨骨切り術（内反・外反骨切り術）**：大腿骨の向きを変えて股関節の適合性を改善する方法．
(3) **臼蓋形成術**：骨移植を行い，体重を支える部分を広げる方法．
(4) **キアリ骨盤骨切り術**：骨盤を水平に切り，体重を支える部分を広げる方法．
(5) **寛骨臼（臼蓋）回転骨切り術**：骨盤をくりぬくように切り，体重を支える部分を広げる方法．
(6) **人工関節置換術**：傷んだ関節を切り離し，人工の骨頭と臼蓋に置き換える方法．
(7) **関節鏡手術**：第10章参照．

4 変形性股関節症の治療　7

股関節機能判定基準

病名：　　　　治療法：　　　　手術日：　年　月　日　　　　　氏名：　　　　ID：　　　　年　月　日（評価日）

疼痛	右	左	可動域	右	左	歩行能力	点	日常生活動作	容易	困難	不能
股関節に関する愁訴が全くない。	40	40	屈曲 / 伸展			長距離歩行、速歩が可能。歩容は正常。	20	腰かけ	4	2	0
不定愁訴（違和感、疲労感）があるが、痛みはない。	35	35	外転 / 内転			長距離歩行、速歩は可能であるが、軽度の跛行を伴うことがある。	18	立ち仕事（家事を含む）注1	4	2	0
歩行時痛みはない（ただし歩行開始時あるいは長距離歩行後疼痛を伴うことがある）。	30	30	屈曲			杖なしで、約30分または2km歩行可能である。跛行がある。日常の屋外活動にはほとんど支障がない。	15	しゃがみこみ・立ち上がり注2	4	2	0
自発痛はない、歩行時疼痛はあるが、短時間の休息で消退する。	20	20	外転（注）			杖なしで、10〜15分程度、あるいは約500m歩行可能であるが、それ以上の場合は1本杖が必要である。跛行がある。	10	階段の昇り降り注3	4	2	0
自発痛はときどきある。歩行時疼痛があるが、休息により軽快する。	10	10	点数			屋内活動はできるが、屋外活動は困難である。屋外では2本杖を必要とする。	5	車、バスなどの乗り降り	4	2	0
持続的に自発痛または夜間痛がある。	0	0				ほとんど歩行不可能。	0	注1）持続時間約30分。休息を要する場合、困難とする。5分くらいしかできない場合、不能。注2）支持が必要な場合、困難とする。注3）手すりを要する場合は困難とする。			
具体的表現						具体的表現		総合評価	右	左	

注）関節角度を10°刻みとし、屈曲には1点、外転には2点与える。ただし屈曲120°以上はすべて12点、外転30°以上はすべて8点とする。屈曲拘縮のある場合はこれを引き、可動域で評価する。

カテゴリー：A：片側　B：両側　C：多関節罹患

表記方法：右、左……片側の機能
　　　　両側の機能　……疼痛＋可動域
　　　　　　　　　　　　歩行能力＋日常生活動作

図2-2　股関節機能判定基準

5 変形性股関節症の臨床成績の評価

　日本整形外科学会では股関節機能判定基準を作成し，臨床所見を客観的に評価するために疼痛40点，可動域20点，歩行能力20点，日常生活活動20点の計100点満点で治療前後を評価しています（図2-2）.

〈勝又壮一〉

参考文献
1) 久保俊一・杉山　肇（編）：変形性股関節症　基本とUP TO DATE. 南江堂，東京，2010.

第3章

リハビリテーションの考え方

　リハビリテーションという言葉は，病気や怪我の後の機能回復の意味で使われることが多いのですが，本来はもっと広い意味を含んでいます．たとえばそれは，「障害があってもその人らしく生活していくためのあらゆる活動」というふうに表現されます．本書が取り扱う範囲も，手術後の機能訓練の方法だけではありません．股関節症は時間の経過とともに進行していく病気です．それぞれの時期における生活上での工夫や運動プログラムも少しずつ違います．その時々に応じた生活場面におけるリハビリテーションの考え方をお伝えしたいと思います．そして，<u>何よりもリハビリテーションの基本は，この病気の進行をできるだけ予防することです</u>．

❶　股関節症の人へのメッセージ

　同じようなX線所見の股関節症であっても症状が同じということはありません．ましてや数年後の状態はまったく異なる場合があります．同じ時期に人工関節置換術を受けた人も，実にさまざまな経過をたどります．ライフスタイルでみるともっとその変化は多様です．ある人は人工関節の寿命を心配して家に閉じこもりがちの生活を送り，ある人は筋力をつけるためにプールやジムで毎日のように汗を流します．どちらが望ましいのでしょうか？

A．望ましくない典型その1―運動不足と肥満（図3-1）

　股関節症のあるなしにかかわらずいろいろなライフスタイルがあるので，一概に答えることはできません．ただ，望ましくない典型例というものはあります．その1つは極端な運動不足です．運動不足は筋力低下と肥満につながります．出不精になることでついつい食べすぎることも肥満の一因です．一度筋力低下と肥満が起こるとますます体を動かすことがおっくうになってきます．われわれはこの悪循環に陥った人を何人もみてきています．さらに肥満とともに恐いのは運動不足からくる<u>骨密度の低下</u>，いわゆる骨粗鬆症です．骨と関節の変形を進め，ちょっとした転倒でも骨折しやすくなります．また，人工関節の弛みの原因にもなります．

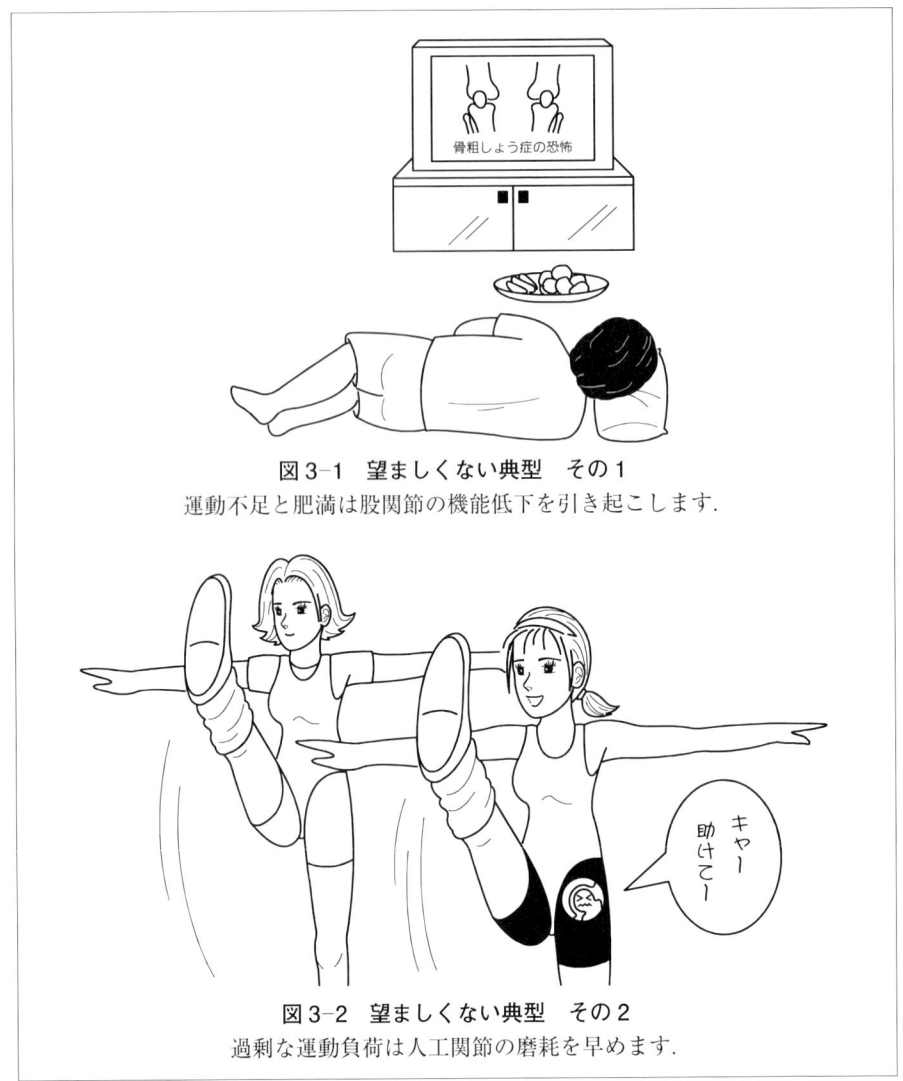

図3-1 望ましくない典型 その1
運動不足と肥満は股関節の機能低下を引き起こします．

図3-2 望ましくない典型 その2
過剰な運動負荷は人工関節の磨耗を早めます．

B. 望ましくない典型その2－運動過剰と不適切なスポーツ（図3-2）

　もう一方の悪い例は，関節に過剰な運動負荷を日常的に加えることです．歩きすぎや過大な荷重は人工関節の磨耗を早めます．ご存知のように人工関節は生体と違って再生することはありません．人工物である限りは繰り返しの圧迫と摩擦による磨耗は避けられません．自動車のタイヤなどの例で考えていただければわかるように，強い圧力とすりあわせ運動が材料の磨耗を早めるのです．このことは人工関節置換術を受けた人だけでなく股関節症の人全般にいえることです．生体の関節軟骨の磨耗も同様にして起こるからです．痛みがないからといってマラソンに挑戦するのは無謀です．スピードの速い運動もすすめることはできません．また，関節の

可動範囲を超えるような運動や過激な衝撃は脱臼や弛みの原因にもなります．そのような理由で，われわれが股関節症の人に最も適していると考えているのは水泳や水中運動です．これについては第8章で詳しく取り上げます．

C. 適度な運動と体重のコントロールが大切です

「適度な運動と体重のコントロール」言葉で言うのは簡単ですが，実はこれが大変難しいということは誰もが実感するところです．100人の股関節症の人には100種類の運動プログラムがあると思ってください．本書の1つの目的は，自分にあった運動プログラムをみつける手助けとなることです．第4章からの理学療法の実際（筋力強化の方法，ストレッチ法，歩行訓練等）を参考にしていただきたいと思いますが，心に留めておいていただきたいことを次に述べます．

D. 痛みとの付き合い

股関節症の人たちを最も悩ますものが痛みです．みなさんが一様に言う言葉は「この痛みさえなければ少々の不自由は我慢できるのだが」です．その通りだと思います．痛みは日々の生活をつらく苦しいものに変えます．痛みを「嫌なもの」「なくしてしまいたいもの」と考えるのも無理のないことです．第4章では痛みを緩和する理学療法について述べます．

しかし1つだけ強調しておきたいことがあります．それは，もし痛みがなかったらみなさんの股関節はもっとずっと早くに壊れてしまうということです．関節がこれ以上の負担をやめてほしいというサインが痛みなのです．このサインには従ってください．なかには「少々痛くても我慢して歩けば力もついて痛くなくなる」という人がいますが，これは間違いです．痛むときにはまず休む．そして痛みのない方法で筋力をつけるようにするべきです．

また痛みは股関節だけでなくいろいろな場所に出ます．なかには股関節はほとんど痛まずに膝が痛くて我慢できないという人がいます．あるいは腰が痛いという人もいます．股関節の機能不全は全身の関節に波及します．いろいろな場面で股関節を無意識にかばうことが1つの原因です．痛みそのものは筋の疲労からくるものがほとんどで，これには理学療法がかなり効果的です．このような痛みも放置しておくと慢性的なものになります．早めに理学療法を受けることをおすすめします．いずれにせよ，体全体の負担を少なくするためにも痛みは重要な指標なのです．自分の体から発せられる声に耳を傾けてください．

E. 股関節を守る5つの原則

あなたの股関節を守るために，ぜひとも知っておいていただきたいことが5つあります．①体重を減らす，②筋力をつける，③可動域を増やす，④日常生活を工夫

する，⑤疲れる前に休む，この5つです．これらの意味について述べます．

1）体重を減らす

さきほど述べたように股関節に負担となるのは圧迫と摩擦です．臼蓋と骨頭の適合状態が悪い場合はなおさらです．関節面の特定部位に負担が集中するからです．股関節にかかる圧力は体重のおよそ5倍という報告があります．股関節症の人は重いものを持ってはいけないという意見があります．それはそれで間違いではありませんが，それよりもはるかに重要なことは，下ろすことのできない荷物——あなたの体重を減らすことです．

2）筋力をつける

関節は筋によって守られています．筋力が低下すると関節は不安定になります．不安定な状態で体重が加わると接触面である関節軟骨に過大な負荷がかかります．とくに問題になるのは股関節外転筋（脚を外に開く筋）です．この筋が弱いと片脚で体重を支えることが難しくなります．股関節症の人の横揺れ歩行の原因です．また力強く前進するためには股関節の前後の筋も重要です．痛みが強くなると力を入れることができなくなります．そのことがさらに筋力の低下につながっていきます．痛みの少ない方法での筋力強化も必要ですが，大切なのは予防のための訓練です．筋力を鍛えるための方法について第5章で詳しく解説します．

3）可動域を増やす

股関節症では関節の動く範囲（関節可動域）が小さくなります．股関節症の人が歩くときに歩幅が小さいのはこのためです．その他の日常生活での動作では足の爪切りや靴下の着脱などが難しくなります．関節可動域の制限は痛みの原因にもなります．たとえば，伸展（脚を後ろに伸ばす）方向の制限は立ったときの出っ尻姿勢の原因です．この状態で長時間歩くと膝や腰にたくさんの負担が生じ，膝の痛みや腰痛を引き起こすことになります．また，外転方向の制限は股関節の荷重面を減少させることになるので，特定の部位にばかり負担がかかり症状の進行を早めます．

このような理由で関節可動域を増やす運動はとても重要なのです．第4章で具体的な方法を詳しく解説します．

4）日常生活を工夫する

杖を使うことにより股関節に加わる負荷を軽減させることができます．痛みがあるときに杖を使うと楽に歩けることは多くの人が経験していることと思います．ところが予防のために杖を使う人は多くありません．外見上の問題なのでしょうか．人工関節の寿命を延ばすためではなく症状の進行を遅らせるためにも，もっと積極的に杖は使うべきなのです．第6章の歩行訓練のところで杖の正しい使い方について解説します．

また，人工関節の人にとって床からの立ち上がり動作は大きな負担です．和式生活からベッドや椅子の生活への変更をおすすめしています．その他，台所仕事や家

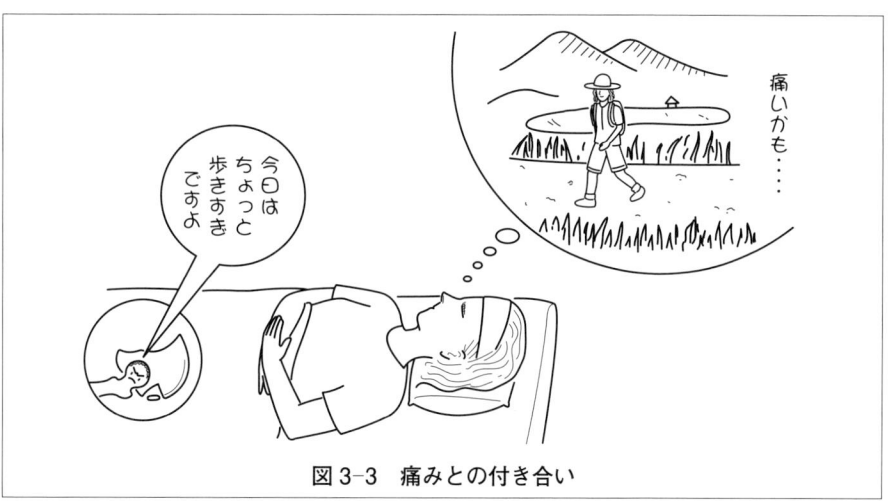

図3-3　痛みとの付き合い

事動作による負担を軽減するためにも動作の工夫や道具の使用をぜひ考えてください．第7章で詳しく解説します．

5) 疲れる前に休む

入院されてくる股関節症の人の話をお聞きすると，症状を悪化させた要因に共通することがいくつかあります．「引越しをしたときから急に痛みだしました」「仕事が忙しくなって痛くなりました」「育児に追われているうちにだんだんつらくなりました」などです．ある一定期間に休みなく股関節に荷重と筋疲労を加えるような状況です．筋が疲労してくると関節を守ることができなくなります．股関節の症状は少し遅れて出てくるのも悪化させる原因かもしれません．そのときはそんなに痛くなくても関節への負担は蓄積されるのです．疲れる前に休みましょう．一休みすれば筋力は回復します．それからまた活動すればよいのです．そうするほうが股関節の負担ははるかに少なくなります．疲れてしまうまで歩く，立ち作業をするというのは止めましょう（図3-3）．

セラピストへのメッセージ

最大の関節である股関節に機能障害が起きると，体幹や下肢関節のほとんどすべてにその影響は波及します．患者さんの症状や訴えは千差万別で，対処方法も違います．したがって，「これさえやっておけばすべてよし」という治療技術はありません．膝関節や腰部のトラブルに対しての治療技術や足部からのアプローチ，あるいは歩行機能改善のための評価と治療など，できるだけたくさんの引き出しをもっていることが必要です．本書でそれらのすべてを伝えることはできないので，関連する治療技術の研鑽を積んでほしいと思います．治療技術の研鑽に欠かせ

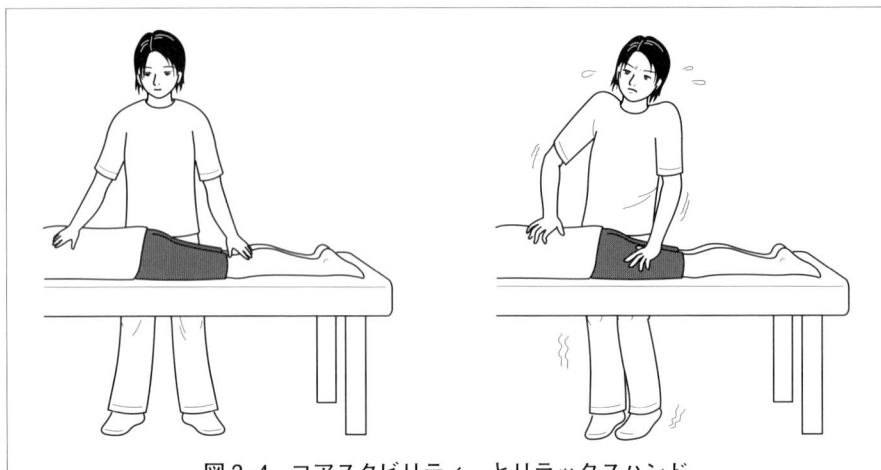

図 3-4 コアスタビリティーとリラックスハンド
患者さんの状態をよりよく感じるためには，コアの安定した姿勢とリラックスした手（図左）が必要です．不安定な姿勢と緊張の強い固い手（図右）で正しく感じとることは困難です．

ないと思うことを以下に述べます．

1）感じとる力をつける（図 3-4）

股関節症に限ることではありませんが，治療は患者さんの気持ちに共感することから始まります．そして姿勢や動作をみて障害を理解し，徒手療法においては触れて感じとることが基本です．いくら知識があっても，患者さんの状態を感じとる力がなければ，それは無用の長物です．このような力を身につけるためにはある程度の経験が必要ですが，基本のようなものもあります．

1つは自分自身が安定していることです．自分の姿勢や情緒が不安定だと相手の変化には気づきにくくなるものです．そしてもう1つは，感じとるための適切な距離と時間をつくることです．ポジショニングと間合いと言い換えることもできます．このことを意識して臨床経験を積んでほしいと思います．

2）長い経過の中で考える

多くの場合，股関節症は長い経過をたどります．したがって，治療方法を選択するときには，今ある症状に対する短期的なアプローチだけでなく将来を見越した長期的な見方が必要です．「筋力強化はあせらずに進めること」や「徒手療法だけで痛みをとるのではなく生活指導も取り入れる」などの視点がよい結果につながります．1週間後や1カ月後あるいは半年後の患者さんの状態を今より少しでも改善していくためのアプローチが必要なのです．たとえていえば，花や木を育てるような気持ちで臨むことをおすすめします．

〔土屋辰夫〕

第4章

関節を柔軟にする

「関節を柔軟にする」ということには2つの意味があります．1つは関節の動く範囲を広げるということです．これにはストレッチが有効な方法なので詳しく紹介します．もう1つは動きを滑らかにするということです．動く範囲は大きくても関節を動かすときに抵抗感があったり，重く感じたりすることがあります．これは，関節周囲の軟部組織が緊張して固くなっているときに起こりやすい現象です．このような場合には，負荷の軽い運動やリラクセーションが有効な方法になります．

1　股関節のストレッチについて

A. 股関節の動き

股関節は骨盤と大腿骨の間につくられる関節です．その形状から臼関節と呼ばれ，多様な動きをします．主な動きを図4-1に示しました．

B. 関節が動かなくなるのはなぜ？

関節が徐々に変形してくる関節症の場合には，症状の進行に比例して関節運動に制限が出現してきます．関節が動かなくなる原因はさまざまです．たとえば，骨が変形して骨がぶつかることにより関節が動かなくなる場合，筋肉のような本来柔軟性のある組織の緊張や短縮により伸びない場合，痛みによる防御反応として過剰に力が入ることで動きを阻害する場合などがあげられます．動きを制限する原因により対応する方法が異なります．

C. ストレッチとは

一般的に考えられているストレッチとは，筋肉を始めとした柔軟性のある軟部組織を持続的に伸張させることにより柔軟性を回復させる方法です．その方法は，痛みを強く感じない程度に時間をかけて軟部組織を伸張させます．徐々に行うことにより，筋肉の緊張が弛み伸張性が拡大していきます．

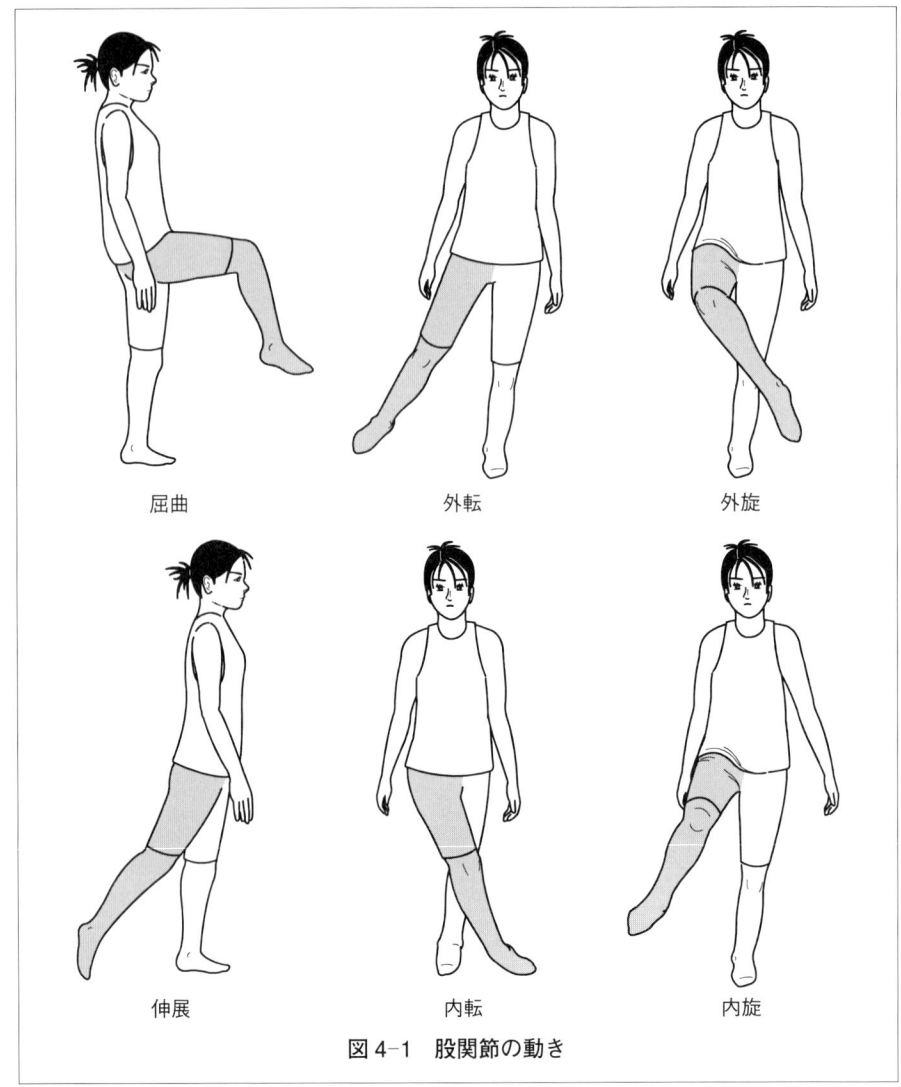

図 4-1 股関節の動き

D. なぜストレッチが必要なのですか？

　ストレッチは，個々の機能や年齢，手術した場合にはその回復などの条件により方法は違いますが，必要性があることに変わりはないと思います．筋肉は身体を動かすために収縮しますが，使わなくなると収縮が弱くなるだけでなく柔軟性も低下してきます．それが関節の運動に制限を引き起こし，日常生活に問題が生じてきます．そのために，定期的に筋肉の柔軟性を維持し関節を動きやすくするためにストレッチが必要になります．また，運動する前にも準備運動としてストレッチを行います．われわれも日常生活で自分の身体を動かす前に動くための準備としてストレッチが必要になります．

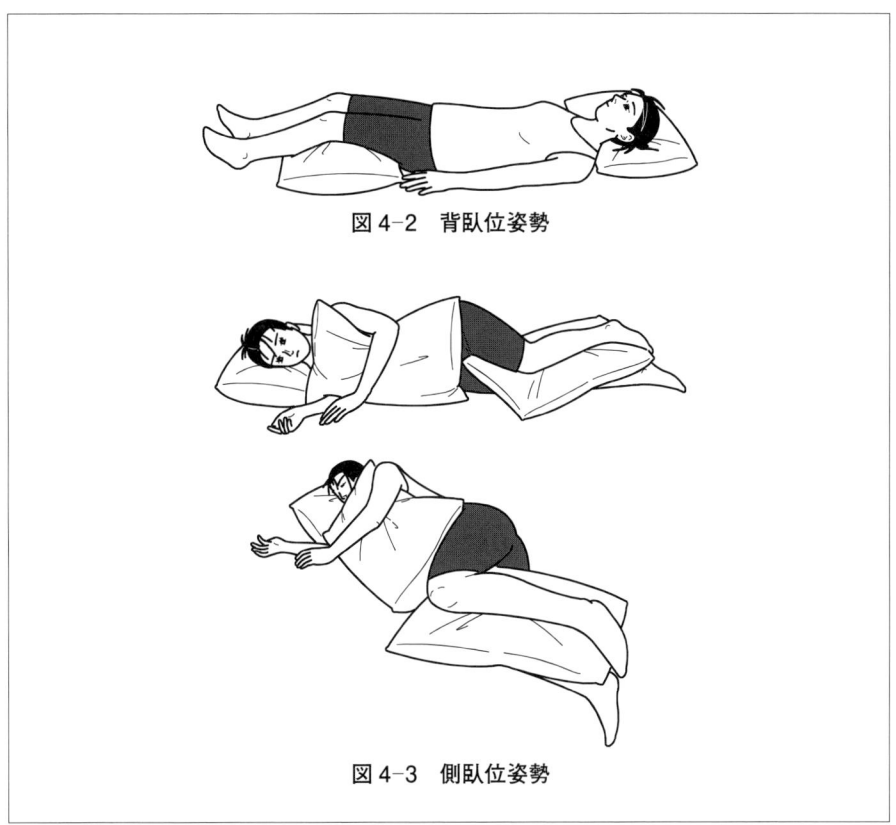

図 4-2　背臥位姿勢

図 4-3　側臥位姿勢

2　具体的な方法

A. ポジショニング

　われわれは，休むときや寝るときにできるだけ安楽な姿勢をとります．安楽な姿勢になることで筋肉の緊張が弛みます．しかし，安楽な姿勢には個人差があり，臥位になっただけでは力が抜けないことも多いです．そのため安楽な姿勢をとるための工夫を紹介します．

1）背臥位（図 4-2）

　背臥位姿勢では，個人差はありますが腰に隙間が開いている感じがすると思います．これは，腰部には脊柱の前弯があり，それにより腰の反りがあるためです．この腰の反りが強くなると，腰部の緊張が高まり腰痛の原因にもなります．そのため，膝の下に枕を置いて膝を曲げます．これにより，腰が支持面に接しやすくなり腰部の反りが減ることで腰の負担を軽くします．腰の反りの程度には個人差があるために，安楽になるための枕の高さは人によって違います．自分が楽になる高さを確かめて行ってください（例：2つ重ねる）．

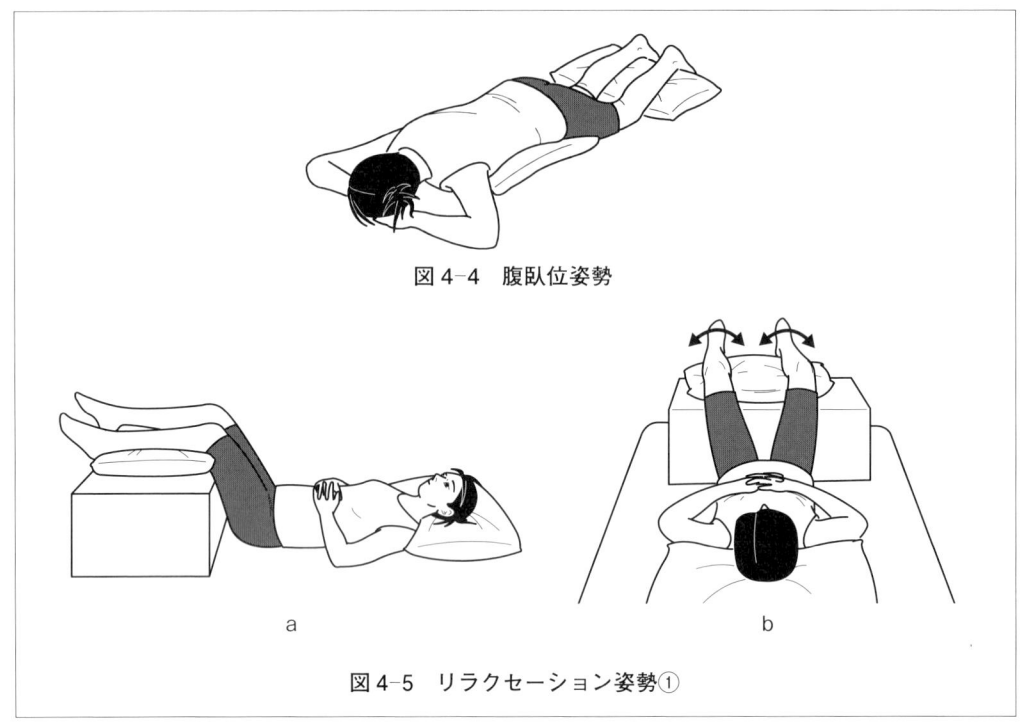

図 4-4 腹臥位姿勢

a b

図 4-5 リラクセーション姿勢①

2) 側臥位（図 4-3）

自分が楽になる方向へ横向きになります．股関節に痛みがある場合には，痛みのある部位を上にしたほうが楽になりやすいです．両膝を曲げてその間に枕を挟み足を安定させます．枕を胸の前に置き両手で抱くことで上半身の姿勢を安定させます．その際には，枕に身体を預けるようにもたれてください．

3) 腹臥位（図 4-4）

痛みのない側を下にしながら寝返りをして，できるだけ力を抜いて腹臥位になります．腰部の負担を減らすために，腹部の下に枕を置いて腰の反りを減らす場合もあります．また，下腿の下にも枕を置いて大腿部の筋肉を緩めます．頸部や上肢が苦しい場合は，枕の高さを調節して楽になる姿勢をとります．

B．リラクセーション

股関節の力を抜きリラクセーションする方法の1つは，股関節の緊張を緩めて動くことです．股関節の曲がる角度が60～70°程度になるように台などの少し硬い物を下腿の下に置きます（図 4-5a）．その状態で自分の下肢を左右に軽く揺するようにして動きます（図 4-5b）．下肢を動かしにくい場合は自分の上肢で大腿部を左右に軽く揺らしてください．下肢の抵抗感が減り，自由に動くようになれば徐々に力が抜けてきたことになります．

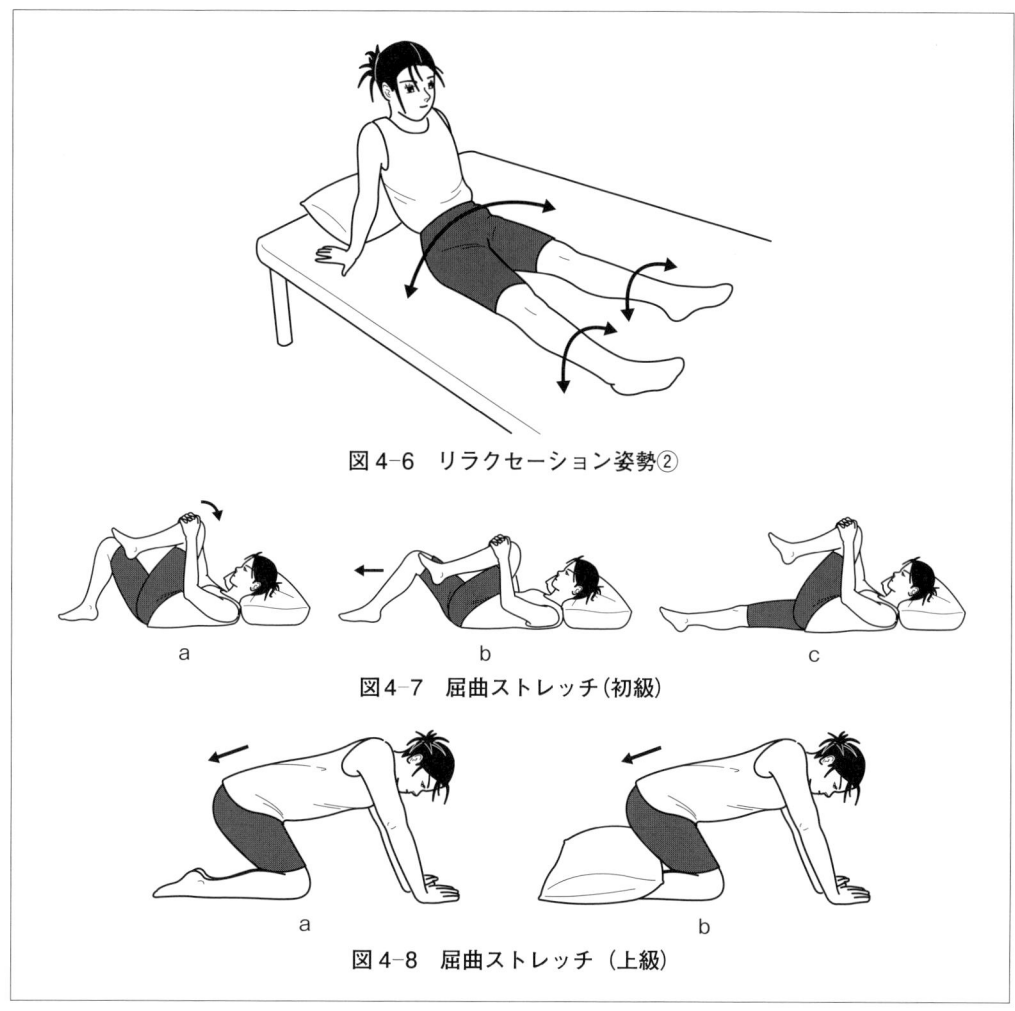

図4-6 リラクセーション姿勢②

図4-7 屈曲ストレッチ（初級）

図4-8 屈曲ストレッチ（上級）

別の方法として，長座位になり両手を後ろについて両下肢を伸ばした状態をとります．その状態で腰や下肢を左右に軽く揺すります（図4-6）．

C．股関節屈曲

●背臥位（図4-7）

両膝を立てた状態から，曲げたいほうの股関節を両手で抱えて，徐々に自分の腹部へ引き寄せます（図4-7a）．腹部に引き寄せられたら，その足を抱えたままで反対の足を徐々に伸ばしていきます（図4-7b, c）．伸ばす範囲は無理せずできる程度で行います．

●四つ這い位（図4-8）

四つ這い位から正座をするように座っていきます．できるだけ殿部を後方へ突き

20　第4章　関節を柔軟にする

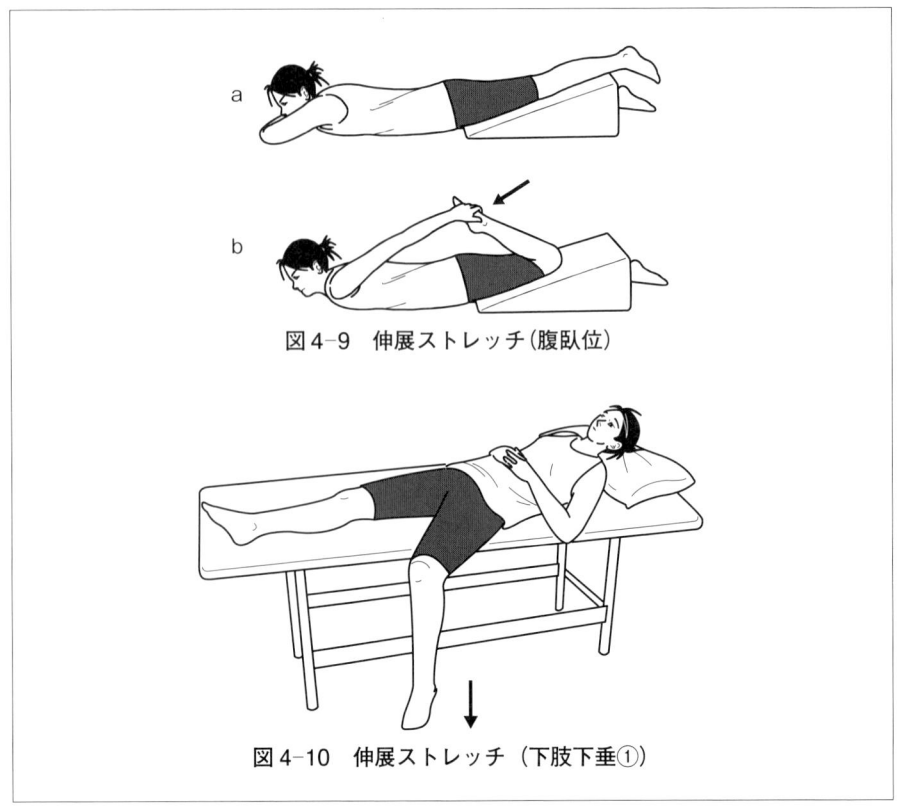

図4-9　伸展ストレッチ（腹臥位）

図4-10　伸展ストレッチ（下肢下垂①）

出すようにしながら，股関節がより曲がるようにして座ります（図4-8a）．その際，無理に座ろうとせずに自分ができる範囲で行ってください．正座が困難な場合には，殿部の下に枕をおいて枕の上に座るように行います（図4-8b）．

D．股関節伸展

●腹臥位（図4-9）
　片側の股関節に三角マットを入れて，股関節を伸ばしている状態を維持します（図4-9a）．その際に，殿部がベッドから浮かないように下肢の高さを調節してください．家庭では，三角マットの代わりに，座布団・枕などで工夫して行ってください．その際，あまり柔らかすぎると下肢の重さでつぶれてしまいストレッチ効果が少なくなります．さらに，股関節を伸展した状態から膝を曲げていくと大腿前面のストレッチになります（図4-9b）．

●ベッド上から下肢下垂（図4-10）
　ベッドから片側の下肢を垂らし，自分の足の重さで股関節を伸ばします．可能であればベッドを高くして足先は床から浮かせてください．その際に，腰部に負担がかかる場合は，枕などで上半身を起こした姿勢をとるか反対の下肢を曲げて行って

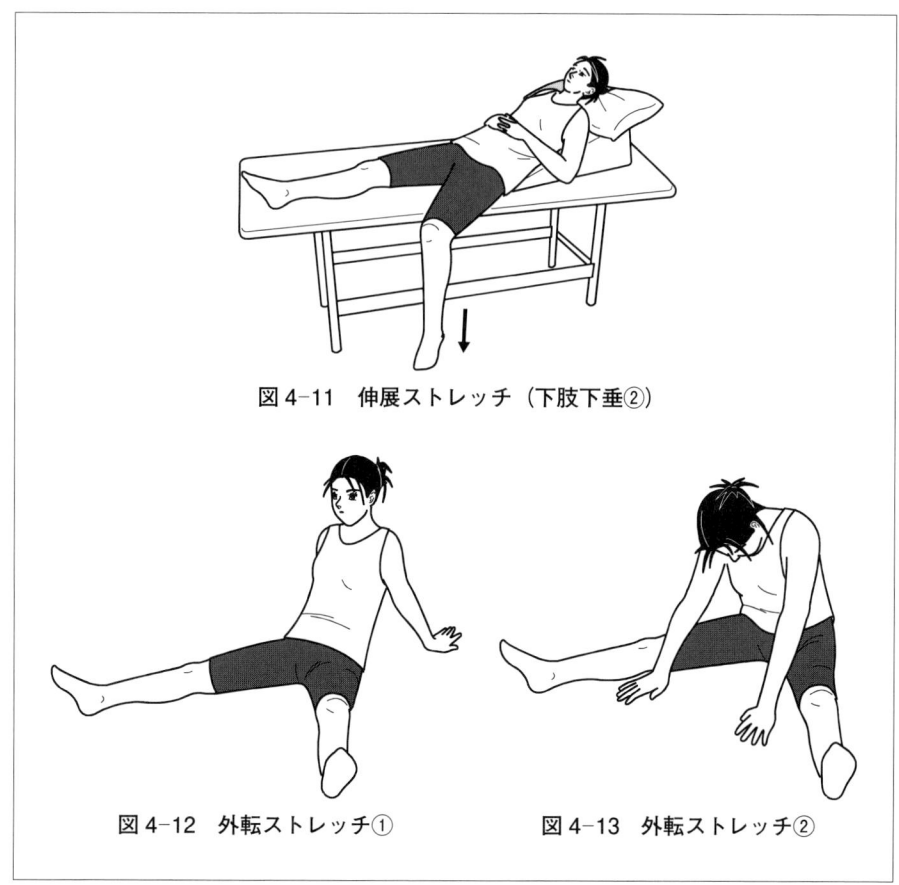

図4-11 伸展ストレッチ（下肢下垂②）

図4-12 外転ストレッチ①

図4-13 外転ストレッチ②

ください（図4-11）.

E. 股関節外転

●**長座位①**（図4-12）

両手を後ろについて，可能な範囲で股関節を左右同じように開きます．その際に，足の先を外に向けて膝が曲がらないようにしてください．

●**長座位②**（図4-13）

股関節を開きながら上半身を前屈します．なるべく膝が曲がらないように行いますが，反動をつけずに無理のない範囲で徐々に行ってください．この動きは大腿後面のストレッチも兼ねます．

F. 股関節内転

股関節の内転の運動は，人工股関節の場合には脱臼方向の動きになります．そのために積極的なストレッチは行わずに，自分が楽にできる範囲で無理せずに行って

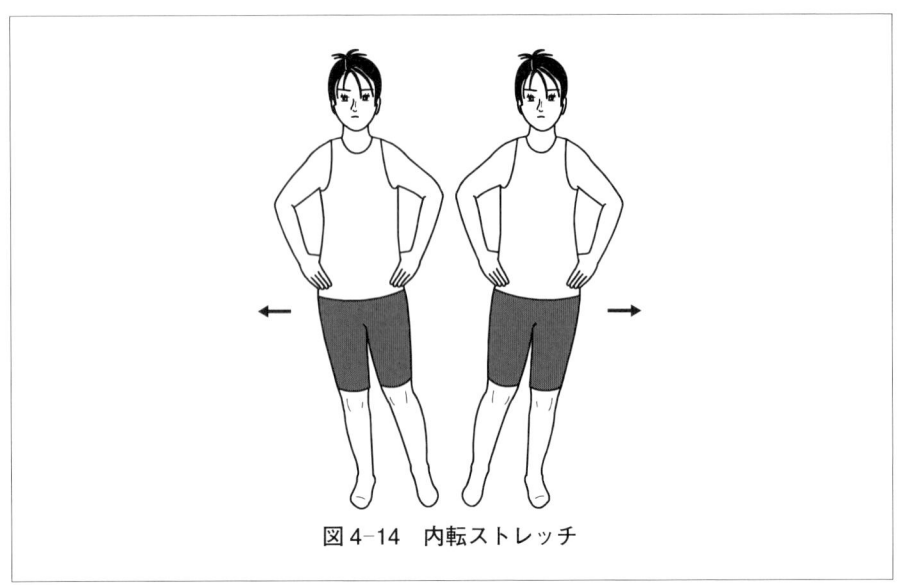

図4-14　内転ストレッチ

ください．

●立位（図4-14）

　肩幅ぐらいに足を開いた立位姿勢から，足底を動かさないように左右へ骨盤を動かします．その際に，立位姿勢が不安定な場合には壁にもたれたり，腰に手をあてて行えば姿勢が安定して行えます．

G．複合運動　開排

●背臥位（図4-15）

　両膝を立て閉じた状態から左右同じようにゆっくり開いてください．その際に，曲げた膝の角度を維持して，両足部が下方へずれないようにして行ってください．

●四つ這い位（図4-16）

　四つ這い位から両下肢をゆっくり開いていきます．無理のない範囲で徐々に曲げていきます．

　　※注：この動きは，股関節の負担が強い動きになりますので，股関節が過度に固い人や人工股関節の人は行わないでください．

H．股関節以外のストレッチ

　身体は全身がつながっています．そのため，周囲の関節の柔軟性を高めることにより股関節の動きが楽になります．

●体幹側屈（図4-17）

　端座位で一側上肢を挙上して，ゆっくり上肢から体幹を横に倒していきながら体

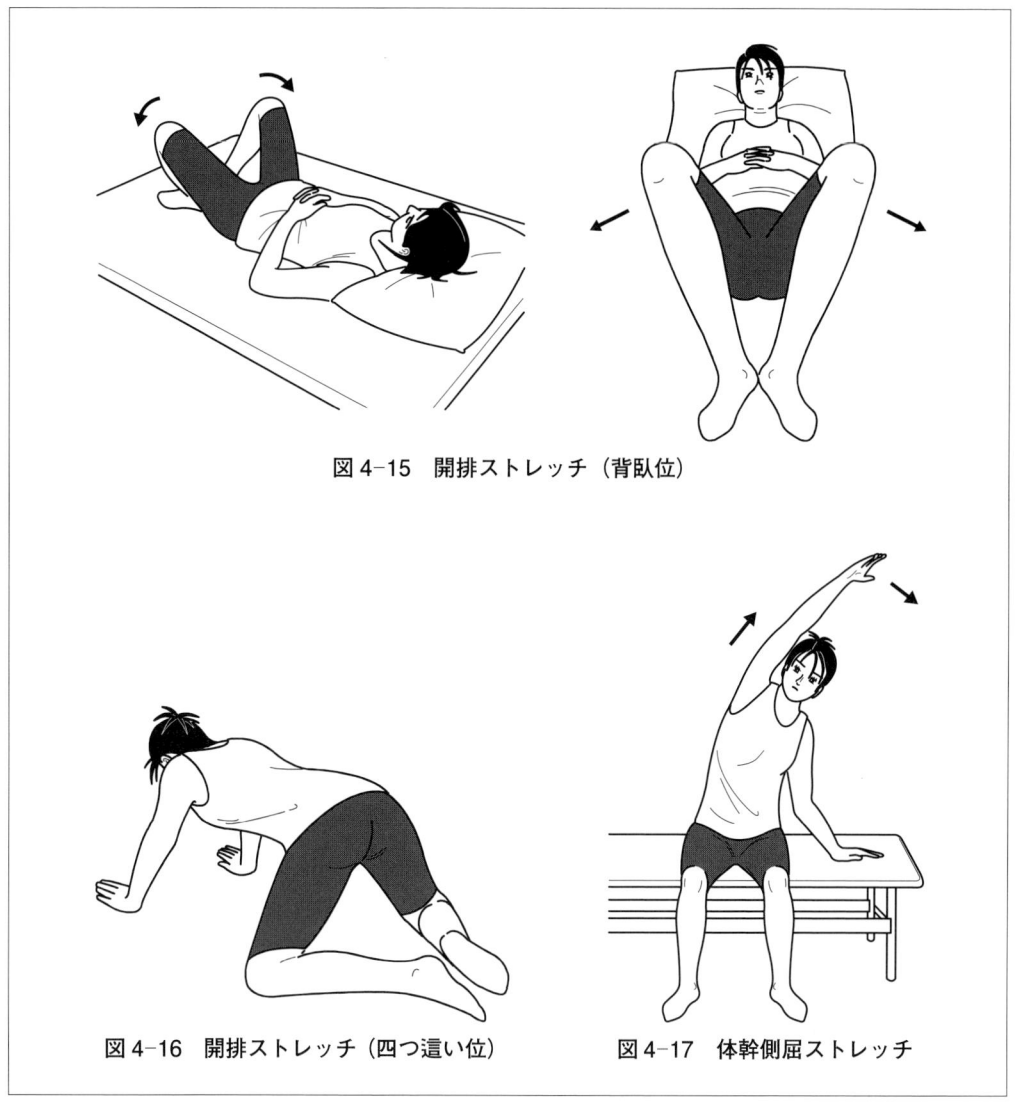

図 4-15　開排ストレッチ（背臥位）

図 4-16　開排ストレッチ（四つ這い位）　　図 4-17　体幹側屈ストレッチ

幹側部を伸ばしていきます．
●**体幹回旋**（図 4-18）

　背臥位で両膝を立てて重ねながら一緒に左右へ倒していきます．背中はあまり浮かないようにしながら徐々に下肢を回旋させます．
　※注：この動作は股関節の術後には脱臼位になる可能性があるため注意してください．

　また，端座位で後ろを振り向くような動作を行うことでも体幹の回旋になります（図 4-19）．

24　第4章　関節を柔軟にする

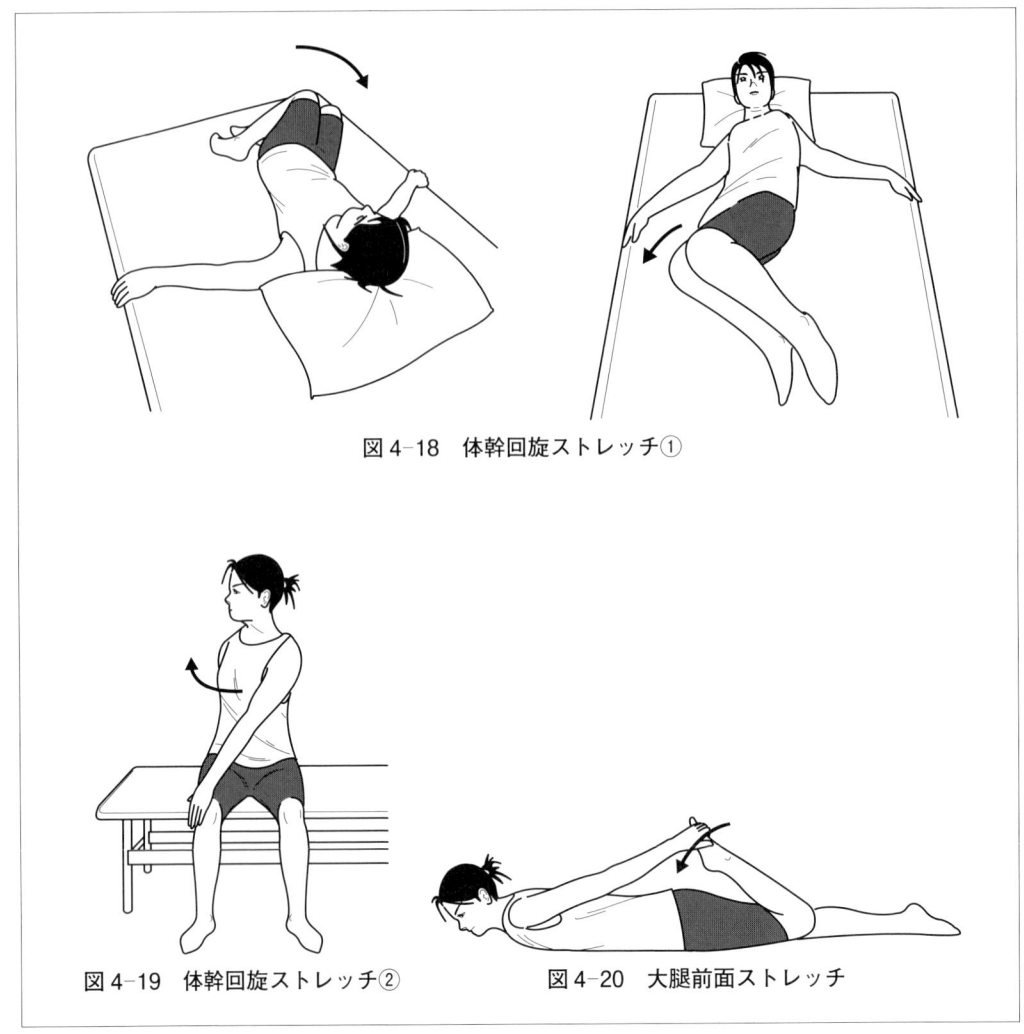

図4-18　体幹回旋ストレッチ①

図4-19　体幹回旋ストレッチ②　　図4-20　大腿前面ストレッチ

●大腿前面のストレッチ（図4-20）
　腹臥位になり，片側の足部をつかんでゆっくり膝を曲げていきます．上肢が届かない場合には，反対側の下肢を使って曲げていきます．

●大腿後面のストレッチ（図4-21）
　長座位で両下肢を開いて伸ばした状態で，片側の下肢に体幹を前屈します．ベッドから片側の下肢を下げておくと，ストレッチしやすくなります．できるだけ膝を曲げないようにしてください．

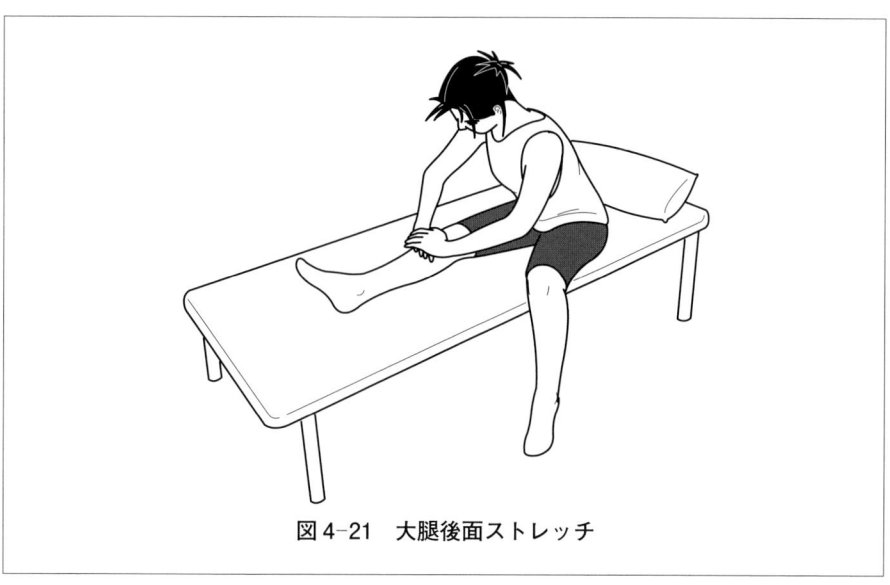

図4-21　大腿後面ストレッチ

セラピストへのメッセージ

　関節に可動制限がある場合には，その制限を引き起こしている原因を特定する必要があります．関節変形による構造的なものなのか，関節周囲の軟部組織の伸張性が低下しているのかをまず判別しなければなりません．前者の場合には，大きな治療効果を期待することはできません．むしろ，無理なストレッチは痛みを強めます．主治医からの情報収集は必須ですが，<u>他動運動時の最終可動域での抵抗感（エンドフィーリング）が重要な判断材料になります</u>．軟部組織が可動域制限の原因と考えられる場合には，加えた力に応じた弾力のある抵抗感が返ってきます．このような場合には，制限を起こしている組織をできるだけ具体的に特定し，治療するようにします．

　筋組織の場合には，意識的あるいは無意識下の筋活動や筋緊張が関節の可動性に影響を及ぼします．筋が過緊張している場合には，リラクセーションを行い過剰な緊張や筋収縮を減らし，本来の安静な状態に整える必要があります．リラクセーションの1つの方法は，安楽な状態に整えるポジショニングになります．身体と支持面との隙間を減らし接地面を増やすことにより，過剰な緊張を減らすことができます．さらに，安楽な肢位での自動ないし自動介助運動による軽い筋収縮を促すことで，筋を緩めることが可能になります．

　また，痛みにより筋が過緊張を引き起こしている場合は，痛みが制限を引き起こしている根本の原因になります．したがって，ストレッチよりも関節モビライゼーションや物理療法あるいは安静が有効な治療方針となります．

皮膚や皮下組織の伸張性が低下している場合，たとえば術創部などに対しては，徒手にて直接マッサージを行い，その柔軟性を回復させます．いずれにしても，軟部組織に対しては持続的な他動ストレッチが有効ですが，ストレッチを行う際は，運動方向，強度，持続時間等を考慮します．<u>ストレッチの目安は，回数ではなく，どの程度目的の筋が緩んだかによって判断します．</u>

（小泉千秋）

コラム：痛みに対するセルフケア

1）痛みについて

　痛みは，変形性股関節症の初発症状ともいわれています．前・初期股関節症の段階では，長時間の運動や歩行後に出現し，休息により和らぎます．進行期になると痛みの程度は増強し，安静時にも痛みが持続するようになります．末期にはさらに増悪しますが，関節の動きの制限が強くなると痛みは逆に軽くなることもあります．

　痛みの原因には，関節軟骨・関節唇の破壊や滑膜炎などの関節内の問題と疲労性筋肉痛などの2次的に生じる股関節周囲の軟部組織の問題があります．痛みの場所は鼠径部や大腿前面に多く，殿部の場合もあります．また，股関節の疼痛や可動域制限など股関節の運動制限が生じると，その制限を腰椎の動きで代償しようとします．腰には普段以上に負担がかかり腰痛が引き起こされることになります．

　ここでは痛みに対して自分で行える対処方法をいくつか紹介しますが，痛みを自己判断することには難しい面もあるので，不安な場合は専門医やセラピストに相談してください．

2）セルフケアの方法

　目標は，過緊張状態にある筋を緩めて，筋疲労を取り除くことで関節の動きをスムーズにすることです．

① 股関節の痛みのケア

　鼠径部，股関節前面，大腿前面に痛みがあるときは，股関節前面の表層にある大腿直筋や大腿筋膜張筋，あるいは内転筋の緊張が高いことが多いようです．背臥位になり，両下肢を一緒に左右に揺らしてください（図4-22）．できるだけ力を抜いてリズミカルに行います．痛みがあって揺らしにくい場合は，膝から下を揺らすことを意識して行うとよいでしょう．膝下に枕やクッションを入れて行うとやりやすい場合があります（図4-2）．どうしても難しい場合は，長座位をとって両手を後ろについて，腰を左右に揺らすことで股関節の緊張が緩むこともあります（図4-6）．

　鼠径部，股関節前面，大腿前面の局所に凝り（筋硬結部）や痛みがあるときは，その部分をゆっくり押してみましょう．痛みが少し緩和してきたら，左右に指を動かして硬い筋肉をさらに和らげます（図4-23）．

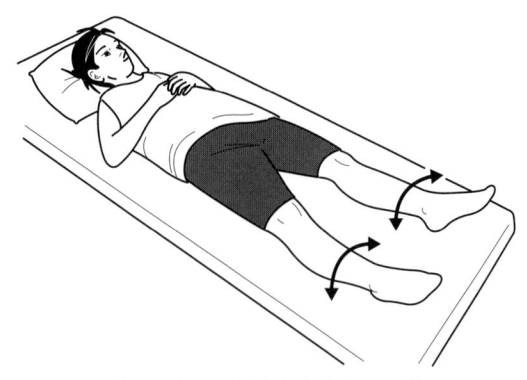

図 4-22 股関節の痛みのケア①
両下肢を左右に揺すります．痛みのある側だけ揺するのもよいです．
全身に力が入らないよう，リズミカルに揺することが大切です．

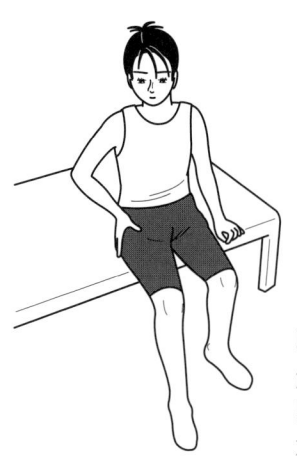

図 4-23 股関節の痛みのケア②
筋肉が凝っている部分（筋硬結）をゆっくり押して，
緊張を和らげていきます．股関節の前面の筋肉に
対しては，座位あるいは背臥位で行います．

② 殿部の痛みのケア

殿部に痛みがでることがあります．この場合は深層にある梨状筋の緊張が高いことが多いです．梨状筋が緊張することで，坐骨神経が圧迫され痛みやしびれの症状が出ることがあります．殿部の中央深部の局所に筋硬結があるときは，梨状筋である可能性が高いです．痛みのある部位をゆっくり押してください．痛みが緩和されてきたら，指を上下左右に軽く動かして筋肉を和らげていきます（図4-24）．

③ 腰の痛みのケア

痛みや機能障害により股関節の伸展方向の可動域が制限されてくると，腰椎の伸展を強めて歩行することになり（通称「出っ尻歩き」，第6章参照），腰の筋肉の力が抜けにくい状態になります．また，股関節の外転筋群の筋力低下や可動域制限によって生じる「横揺れ歩行」（第6章参照）でも，上半身が左右に傾かないよう腰の筋肉を普段以上に使うために緊張状態が続きます．このため，股関節の痛みよりも腰の痛みを強く訴える患者さんも

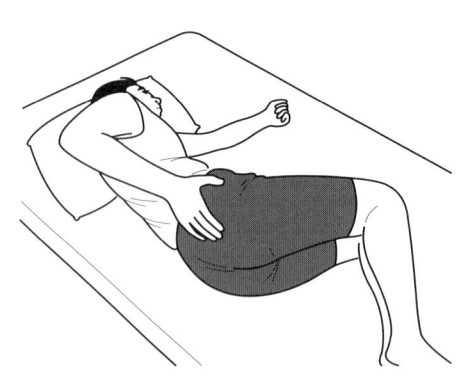

図 4-24 殿部の痛みのケア
殿部の筋肉の緊張を和らげるには,側臥位または腹臥位で行います.

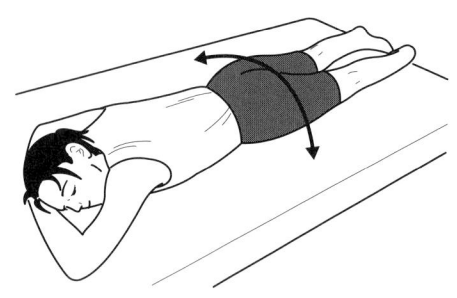

図 4-25 腰の痛みのケア
腹臥位になり腰を左右に揺すります.腰が反って力が抜けにくい場合は,腹部下に枕やクッションを入れて腰の角度を調整してください.

います.
　腰の筋肉の緊張を緩めて筋疲労を取り除くことが必要です.腹臥位になり腰を左右に揺らしてください(図4-25).腹臥位をとるのがつらい場合は,両手を後ろについた長座位で腰を左右に揺らすことでもよいです(図4-6).大きく揺する必要はありません,できるだけリズミカルに行います.どうしても緊張が緩まない場合は,図4-4にあるように,腹部や膝下に枕を置いて楽になる姿勢を探してみてください.

(金　誠熙)

第5章

筋力を強化する

　筋力トレーニングは，その運動でどの筋肉が働いているかを確認しながら，自分の筋力に合わせて行うことが大切です．鍛えるべき筋肉を意識して正しい方法で運動を行わないと，いくらトレーニングを重ねても必要な部分の筋力はほとんど強化できず，間違った方法で別の筋肉を強化することにもなります．

1　股関節の筋肉

　股関節の筋肉について簡単に触れます（図5-1，2，3，4）．股関節の運動には大きく分けると，①屈曲（曲げる），②伸展（伸ばす），③外転（開く），④内転（閉じる），⑤外旋・内旋（捻る）の運動があります（p.16図4-1）．どの運動にも筋肉が働きますが，①屈曲するときには股関節の前面にある筋群，②伸展するときは後面にある筋群，③外転するときには外側にある筋群，④内転するときは内側の筋群，⑤回旋はそれらの筋群より少し深部にある筋群，それらが運動に関係しています．したがって，股関節屈筋群の筋力強化をしているときは前述したように，股関節前面の筋肉を意識することが大切です．

　変形性股関節症の人では，とくに外転筋群の筋力低下がみられます．次に伸筋群，屈筋群，回旋筋群，内転筋群の順に筋力が低下します．伸筋群，外転筋群は歩行時に支える側の脚の能力に大きく関係してきます．したがって，1つの筋肉だけの運動をするのではなく，股関節の周りの筋肉全体を強化することが大切です．

2　股関節屈筋群の筋力強化法

　一般的に，下肢の運動を効率よく行うためには，幹となる胴体の筋肉が有効に働く必要があります．<u>股関節の筋力がいくら強くても，土台となる胴体がぐらぐらしていると安定した運動はできません</u>．股関節屈筋群は，腹筋を働かせることでその作用をより有効にすることができます．そう考えると腹筋の強化も必要になります．また股関節屈筋群の強化時は，働きやすいように腹筋に力を入れながら行うことが

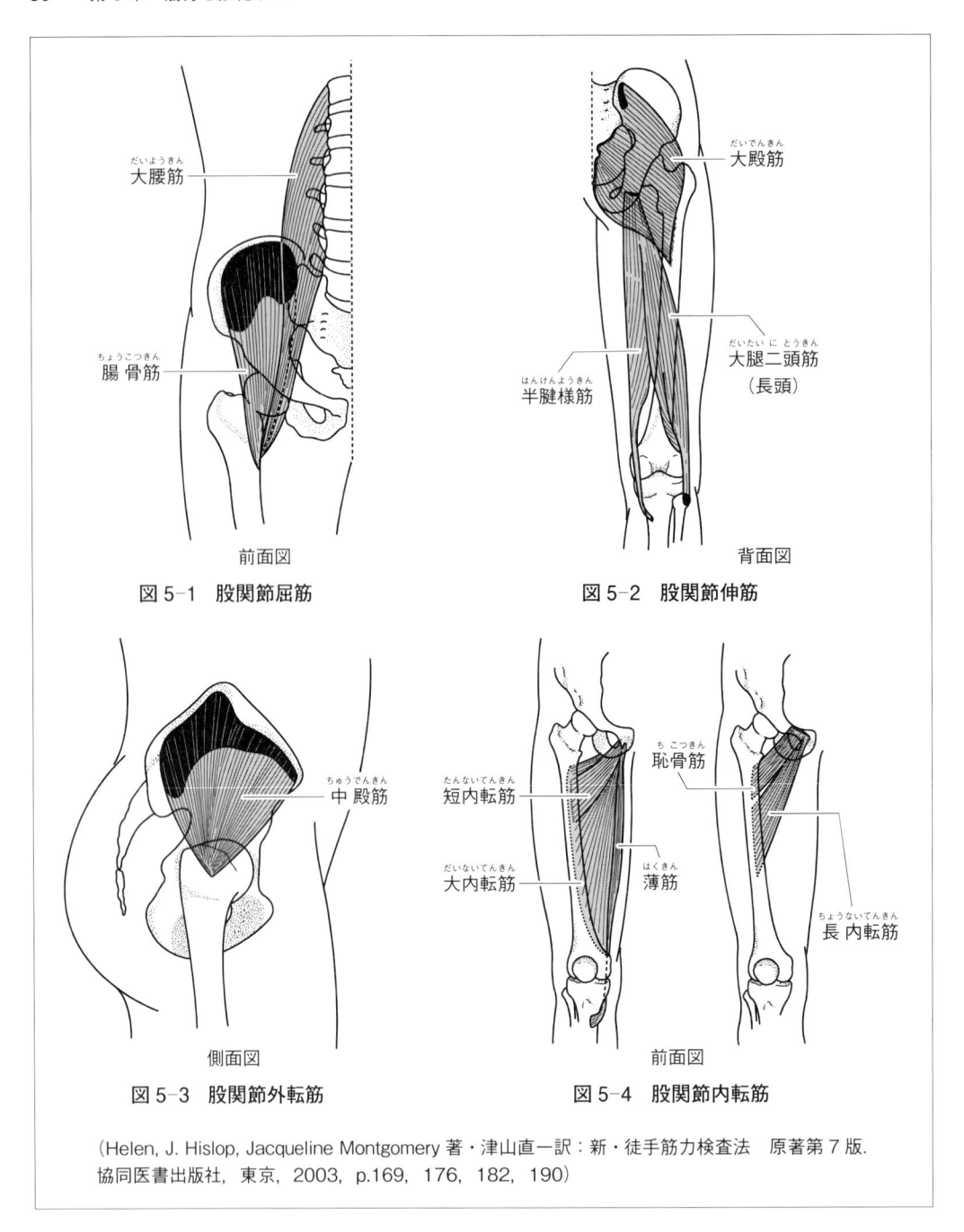

前面図 図5-1 股関節屈筋 — 大腰筋、腸骨筋

背面図 図5-2 股関節伸筋 — 大殿筋、大腿二頭筋（長頭）、半腱様筋

側面図 図5-3 股関節外転筋 — 中殿筋

前面図 図5-4 股関節内転筋 — 短内転筋、大内転筋、薄筋、恥骨筋、長内転筋

(Helen, J. Hislop, Jacqueline Montgomery 著・津山直一訳：新・徒手筋力検査法 原著第7版. 協同医書出版社, 東京, 2003, p.169, 176, 182, 190)

ポイントになります．

A. まずは腹筋を強化しましょう！

腹筋は大きく分けると真ん中の筋肉（腹直筋），横の筋肉（腹斜筋），深部にある

図5-5 腹直筋の強化①

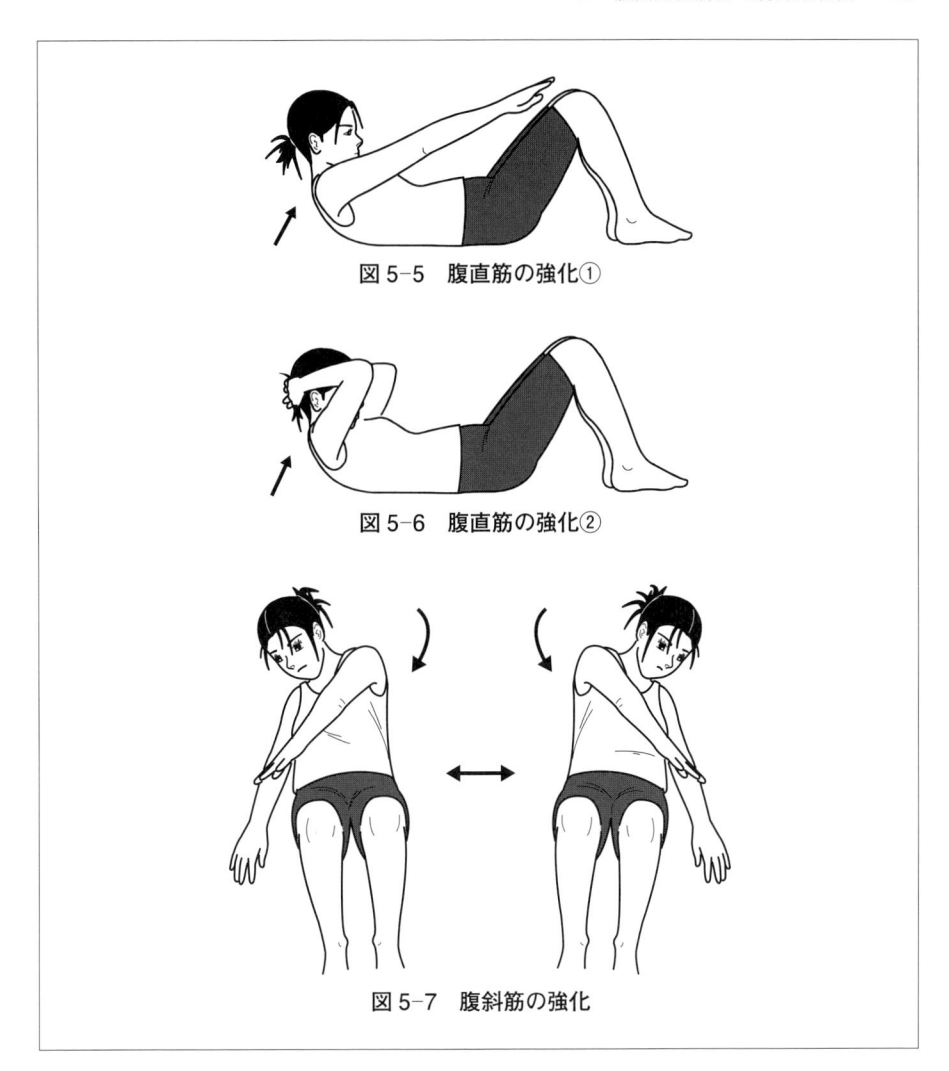

図5-6 腹直筋の強化②

図5-7 腹斜筋の強化

筋肉（腹横筋）があります．それぞれについて解説し，次に股関節屈筋群の強化方法を紹介します．

1) 腹直筋

膝を立てて，膝に手を伸ばす運動（図5-5）でも十分ですが，手を頭の後ろに組むと（図5-6）もう少し強い運動になります．

2) 腹斜筋

膝を立てて左手を右膝に，右手を左膝に交互に伸ばします（図5-7）．少し体を捻る感じになります．

3) 腹横筋

腹筋群のなかでも最も深層の筋肉で，腹部と腰部を包み込むように広く付いています．腹部を引き締め，腹圧を高める働きがありますので脊柱の安定性を高めます．

図 5-8　腹横筋の強化

図 5-9　股関節屈筋群の強化①

図 5-10　股関節屈筋群の強化②

図 5-11　股関節屈筋群の強化③

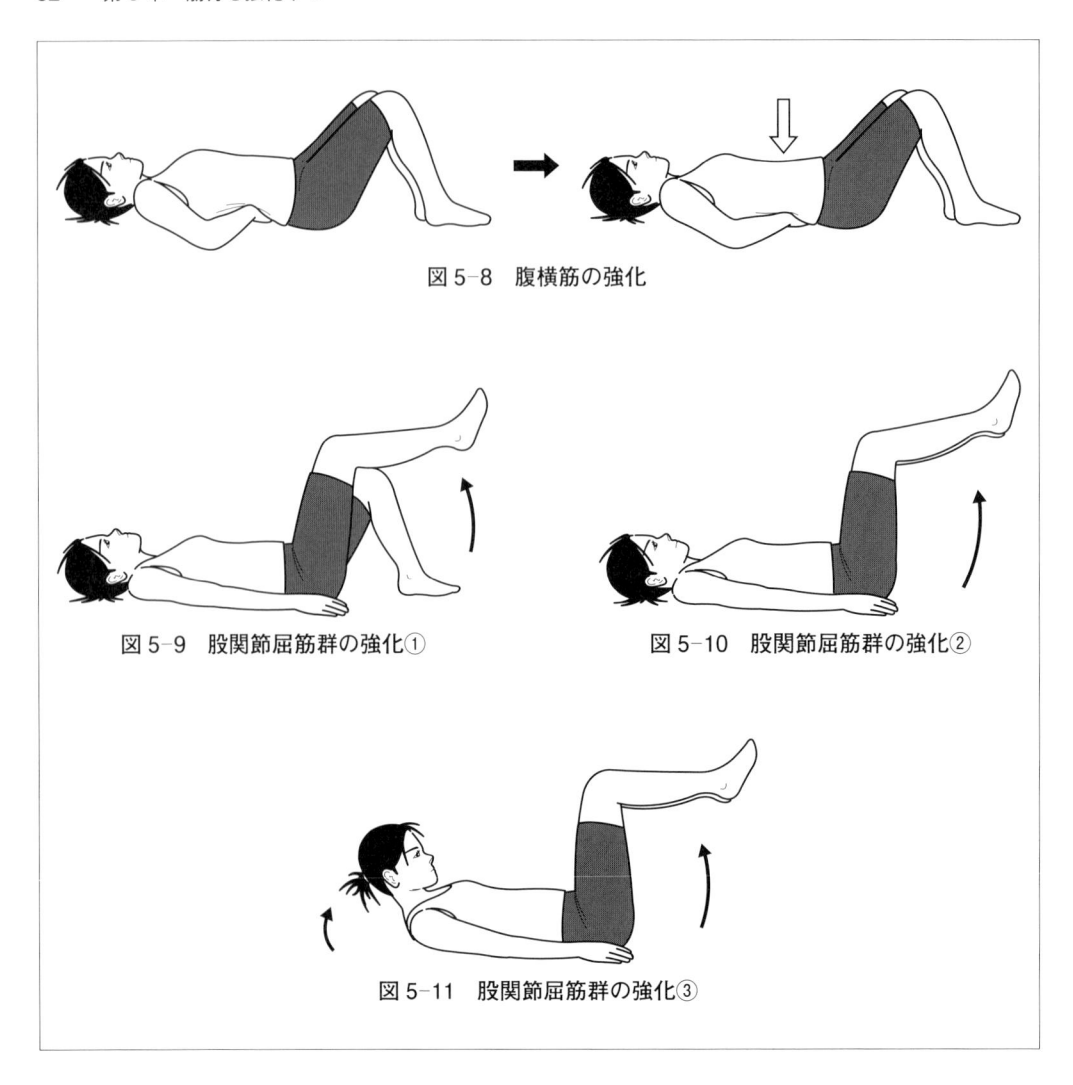

　また体を動かそうとするときには，腹横筋が最も早く収縮して腹圧を高めて動作を安定させようとします．

　膝を立てた姿勢で，腰の下にできる隙間に手を入れます．お臍の両脇の筋肉に力を入れてお臍を引っ込めるように，腰の下に入れた手を上から押すようにします（**図 5-8**）．息まずにゆっくり行います．

4）股関節屈筋群

　膝を立てた状態から片脚ずつ足踏みをします（**図 5-9**）．反動を使わないようにゆっくり行います．腹筋を働かせるため頭を上げて行うともっと効率的です．

　この運動でも十分ですが，両脚を同時に持ち上げるともう少し強い運動になります（**図 5-10**）．頭を上げて行うともっと効率的です（**図 5-11**）．頭の後ろに手を組んでもよいです．

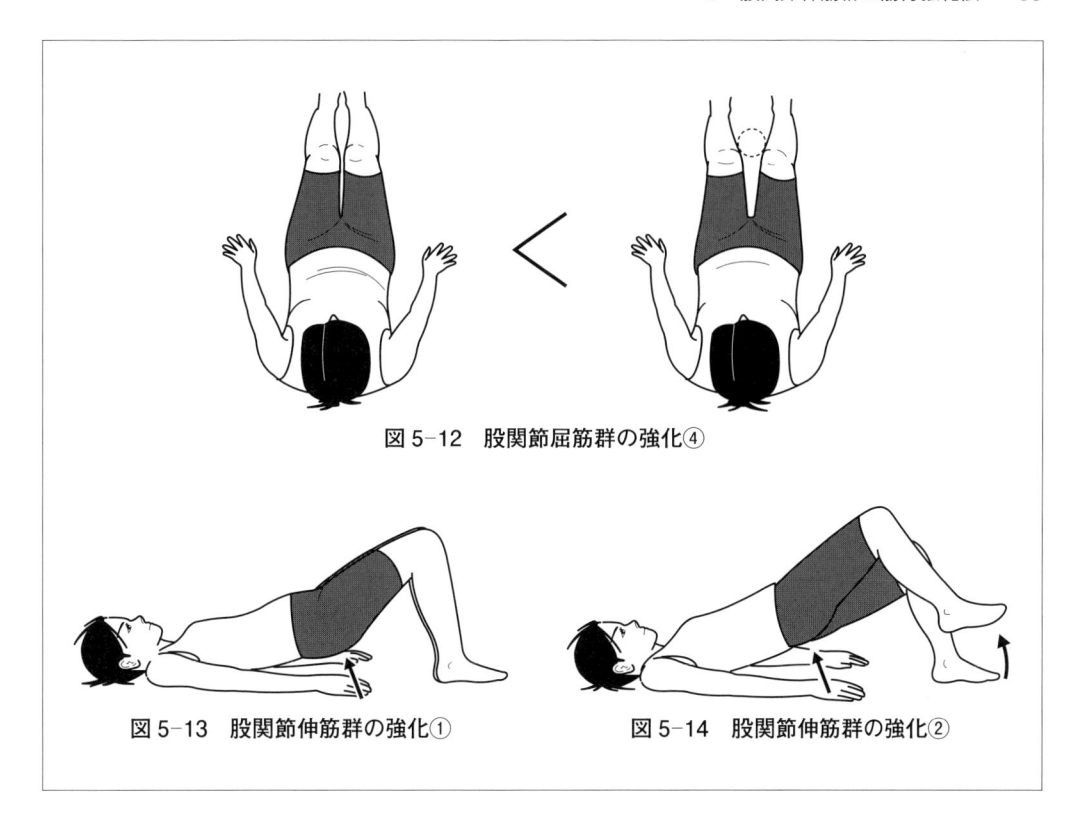

図 5-12　股関節屈筋群の強化④

図 5-13　股関節伸筋群の強化①　　　図 5-14　股関節伸筋群の強化②

　また，両膝をつけて行うことと，離して行うことでも運動の強度が変化します（図5-12）．片脚・両脚で行う，頭を上げる，膝を離すなど，<u>自分の筋力に合わせて行うことが大切です．</u>

3　股関節伸筋群の筋力強化法

　膝を立てた姿勢からお尻を引き締めるようにして持ち上げます（図5-13）．お尻を高く上げようとして，<u>腰が反らないように，また手で押し上げないように注意してください．</u>お尻を引き締めるようにゆっくり行います．

　この運動でも十分ですが，お尻を上げた姿勢を保ちながらゆっくり足踏みをするともう少し強い運動負荷になります（図5-14）．足踏みを高く上げる必要はありません．脚を上げるときに<u>お尻が下がらないよう</u>注意してください．

　股関節の伸展の可動域が保たれている場合は，うつ伏せで行う方法もあります（股関節が後方に伸びにくい場合にはおすすめしません）．うつ伏せでお腹の下に枕などを入れて<u>腰が反らない程度に足を上げます</u>（図5-15）．背や腰が反らないようにしてください．背や腰が反った図5-16のような方法を繰り返すと腰痛を引き起こす場合があります．

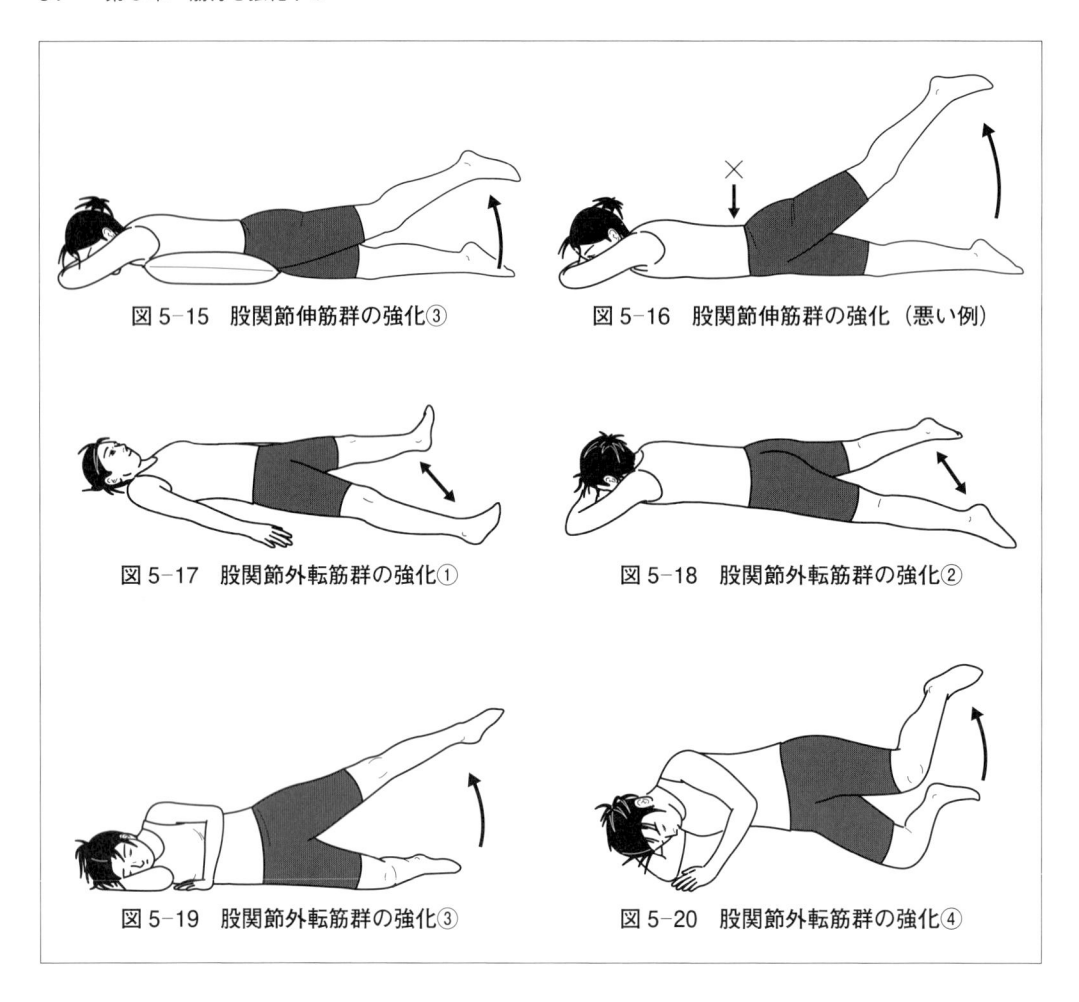

図 5-15　股関節伸筋群の強化③

図 5-16　股関節伸筋群の強化（悪い例）

図 5-17　股関節外転筋群の強化①

図 5-18　股関節外転筋群の強化②

図 5-19　股関節外転筋群の強化③

図 5-20　股関節外転筋群の強化④

❹　股関節外転筋群の筋力強化法

　軽い運動から始めてみてください．仰向け（**図 5-17**）や，うつ伏せ（**図 5-18**）で両脚の開閉を行うだけでも筋肉は働きます．自分で動かせる範囲で脚を横に滑らせるように動かしてください．それ以上無理に開く必要はありません．

　筋力強化をする脚を上にした横向きで横上げをする方法（**図 5-19**）もあります．仰向けやうつ伏せで行うよりも強い運動です．この運動も自分が動かせる範囲で少しゆっくり行ってください．この運動で外転筋を使うのではなく，腰を引くようにして腰で上げると効果は非常に少なくなります．上げる脚は，真横からやや後方に上げてください．

　脚が重く感じてどうしても腰を引いて，腰で上げてしまう場合は最初から少し膝を曲げて行うほうが好ましいです（**図 5-20**）．このとき外転筋がある部位（股関節の横，図 5-3）に触れながら行うと効果的です．

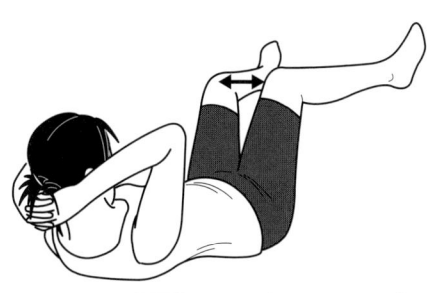

図 5-21　股関節屈曲に伴う複合運動①

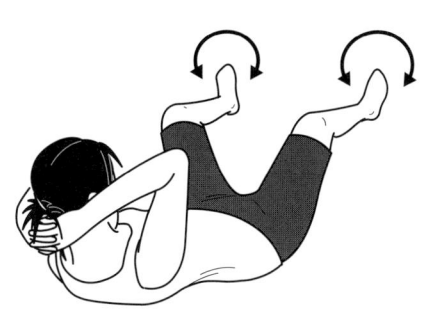

図 5-22　股関節屈曲に伴う複合運動②

5　股関節内転筋群の筋力強化法

　この筋肉は比較的筋力が保たれている筋肉なので，とくに重点的に筋力強化する必要はありません．今までの運動のなかで一緒に強化できます．

6　複合運動

　今までは，1つの筋肉を1つずつ強化する方法について述べてきました．これも大切なことです．しかし，われわれの生活動作での関節運動は決して純粋な一方向の運動によっては成り立たず，いくつかの方向が組み合わさった複合運動によって行われます．次の段階は，この複合運動を通じて自分の下肢を自由にコントロールしていくことを学習します．

A.　股関節屈曲に伴う複合運動

　両膝を立てた姿勢から両脚を上げて両膝を開閉したり（図 5-21），また両脚を回したりします（図 5-22）．できれば壁などに足をつけて行うことをおすすめします．足をつけていないとかなり負荷の強い運動になります．最初は狭い範囲からはじめ，

図5-23 股関節伸展運動に伴う複合運動

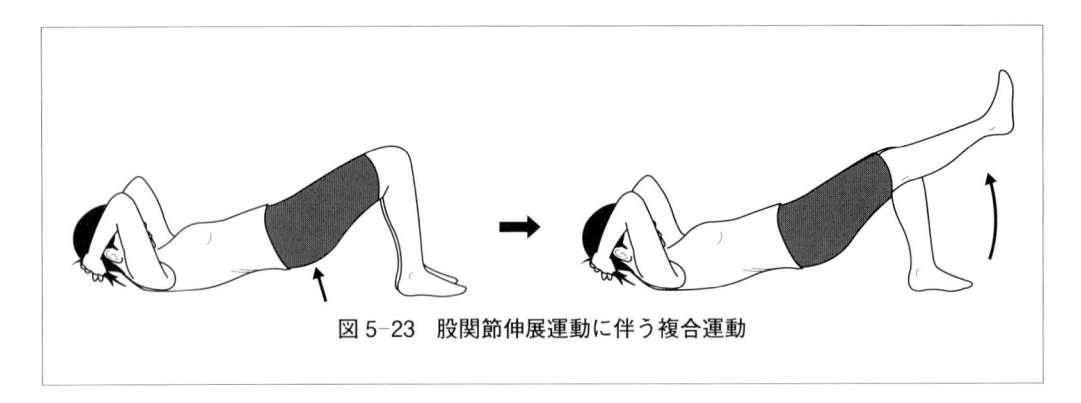

できるなら大きく動かしていきましょう．

両脚を上げることが大変な場合は，片脚ずつ行うようにします．無理せず，自分の筋力で動かせる範囲で行うことが大切です．

また，図5-21，5-22のように頭を上げて行うことをおすすめします．

股関節屈曲に伴う複合運動は寝返りや起き上がり，座位での活動に関係します．

B. 股関節伸展運動に伴う複合活動

両膝を立てお尻を上げた姿勢から片脚を上げ，膝を伸ばします（図5-23）．ポイントは支えている脚です．膝を伸ばすことに気をとられ，支えている脚がグラグラしていると効果は少ないです．支えているほうのお尻が落ちたり，膝がグラグラしない範囲で，膝を伸ばしてください．

この運動は，人工股関節全置換術をされた人で，まだ筋力が弱い人には危険が伴う場合がありますので注意してください．

股関節伸展運動に伴う複合運動は，歩行能力を高めるのに効果的な方法です．

7　最後に

筋力の強さはそれぞれ各個人で違います．自分の筋力に見合った筋力強化を行うことが大切です．目安としては，その運動をして筋肉が少し疲れると感じる程度がよいとされています．よく，何回行えばいいかという質問も出ますが，回数も同じです．その運動をして筋肉や関節が痛い場合はその運動は強すぎます．その状態で運動を行うことは間違った運動方法で，ときには危険を伴います．筋力強化に限らず，無理をせず，必ず自分に合った運動をするよう心がけてください．

セラピストへのメッセージ

　ここでは，単一筋のトレーニングを紹介しました．筋力低下のある筋に対し筋力トレーニングを行い筋力を向上させる，その考えに間違いはありません．しかし，さらに望ましいことは，その筋力が向上することで，日常生活動作（ADL）が拡大する，歩容が改善するなど，患者さんのパフォーマンスが向上することです．そのような実際の動作や活動につなげることを念頭において，目的をもって筋力トレーニングを行いましょう．われわれが心がけている注意点を述べます．

　①歩行や日常動作では，単一筋だけで動くのではなく複合した筋活動が必要です．また，求心性収縮だけでなく，遠心性収縮が多く要求されます．筋力トレーニングでもそのような視点を取り入れた工夫が必要となります．

　②跛行がみられるために中殿筋の筋力増強を行うことがあります．臨床では，筋力が十分でも跛行がみられたり，逆に筋力低下があっても上手に歩ける人がいます．「跛行があるから筋力強化」というワンパターンの図式ではなく，跛行の原因を多角的に評価した上での筋力トレーニングを心がけてください．

　③強い負荷での求心性トレーニングを繰り返すと，場合によっては筋疲労を起こしやすく，収縮時痛を引き起こす原因にもなります．実際の動作能力や活動性の向上につながらないことがあります．高負荷でパワーを上げるトレーニングだけでなく，低負荷で筋収縮のスピードを上げることも必要です．

　④筋力トレーニングでは，良好な姿勢アライメントを意識して行うことが大切です．アライメントが崩れるとターゲットとなる筋の活動が得にくくなるからです．代償運動をいくら繰り返してもトレーニングの効果はありません．触診し，目的としている筋が収縮しているか確認することも必要です．

　⑤腹横筋のトレーニングについて述べましたが，一般的に骨関節疾患の機能改善にはインナーマッスルの活動が重要です．第9章も参考にして取り組んでください．

（金　誠煕）

第6章

歩行機能を改善する

　股関節を鍛えるための最も基本的なトレーニングは歩行です．ところが股関節にとって最も負担になりやすい運動も歩行なのです．このやっかいな問題をどう考えたらよいのでしょうか．「1日にどのくらい歩けばよいのですか？」「どんなことに気を付けて歩けばよいのですか？」「少々痛くても歩いたほうがいいのですか？」答えは1つではありませんが，基本的な考え方を解説します．

1　歩行についての基礎知識

　歩行は普段意識することのない動作です．一歩一歩足を運ぶときに股関節や膝関節の曲げ具合や伸ばし具合を考える人はいません．赤ちゃんの頃から長い間かけて獲得された自動的な運動だからです．通常の場合であればそれでいいのです．ところが股関節に障害をもったときには事情が変わります．どうすれば関節への負担が減らせるのか，あるいは痛みを少なくする体の使い方はないかを考える必要があります．手術を受けた後なども同様です．今までの歩き方と違う体の使い方をもう一度学習することになります．そういった意味で，歩行についての基本的なことをおさらいします．

A．二足歩行の特徴

　常に2本の脚で移動するということは他の動物にはみられない人間の大きな特徴です．後ろ脚だけで移動することにより，前脚を手として自由に使えるようになったのです．この進化の過程で生まれた二足歩行ですが，力学的にみるとかなり無理な面もあります．体重を4本でなく2本の脚で支えるということは下肢への負担が倍になるということでもあります．また，立位をとるために脊柱は直立しなければならないので，腰椎や骨盤にも大きな力が加わることになったのです．加齢とともに生じる膝・股関節・脊椎の変形は，人間の進化の代償といえるかもしれません．

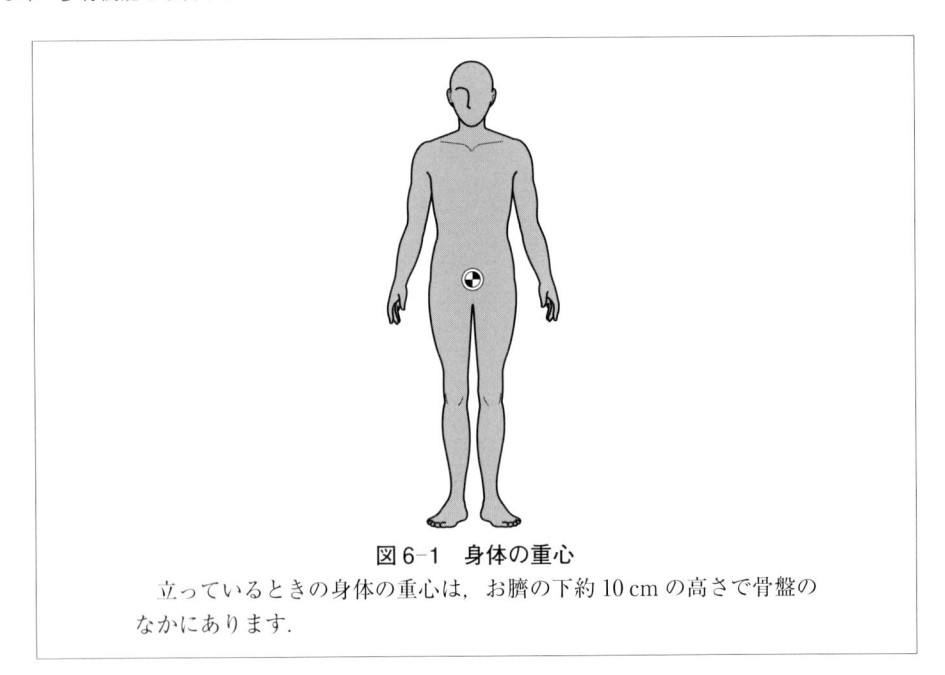

図 6-1 身体の重心
立っているときの身体の重心は，お臍の下約 10 cm の高さで骨盤のなかにあります．

B. 重心の移動

　歩行運動をみるときにポイントになるのが重心の移動という考え方です．見た目も美しく，疲れにくい歩行では，重心がスムーズに移動していきます．重心というのは重さの中心という意味ですが，人が立っているときの身体の重心は骨盤の中にあります．おおよそ，お臍の下 10 cm あたりです（図 6-1）．

　歩くときには，交互に振り出した左右の足の上にこの重心を移動させていきます（図 6-2a）．両脚で支持している安定した状態から，片脚で支持する不安定な状態をつくり，また安定状態へという交互運動により生み出されます．そのため，安定すぎても，不安定すぎても歩きにくくなります．

　ここでポイントになるのは，進行方向だけでなく左右方向に均等な重心移動があることです．図 6-2b にあるように，重心移動は左右に 2 cm ずつ，合わせて 4 cm 生じます．このわずかな重心移動があることで，下肢の交互の振り出しが容易になります．また左右均等であるということで，歩行運動の中で筋肉は収縮・弛緩を繰り返し，疲労しにくいと考えられます．

　股関節症の人は，この重心移動がスムーズではなく，左右が非対称になります．円滑に重心を移動させるためには，骨盤・股関節がリズミカルに動くことが必要ですが，うまくできないため上半身を左右または前後に大きく揺らすことがみられます（図 6-3）．本章の後半では，重心移動を円滑にし，歩行機能を改善するための方法について解説します．

図 6-2 重心の移動

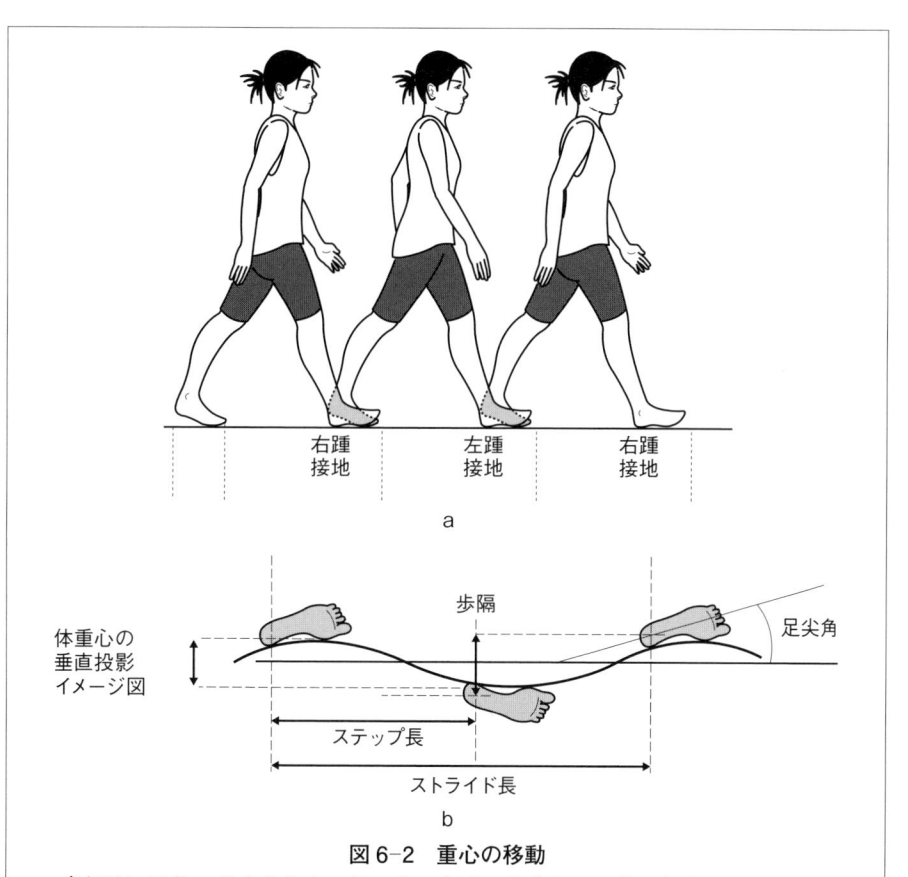

a：歩行時には体の重心を左右の足の上に交互に移動させて進みます．

b：体重心は左右に 2 cm ずつ合わせて 4 cm 動きます．上下にも 5 cm 動きます．両脚支持期の中間で体重心位置は最も低く，立脚中期で最も高く最も側方にあります．垂直投影による体重心は足跡に対して内側に位置します．

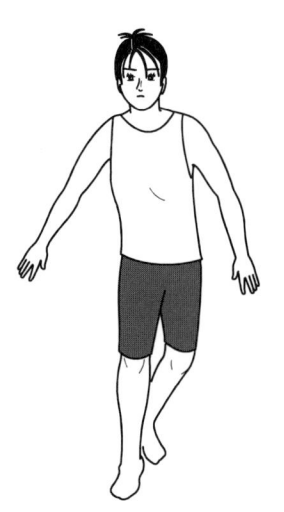

図 6-3 股関節症の歩行

重心移動がスムーズではなく，歩くときに上半身が大きく揺れます（右股関節症）．

その前に，重心移動がスムーズに安定して動くためには，いくつかの要素がありますので説明します．

C. 歩行中の関節の動き（図6-4）

股関節は歩行周期の中で屈曲伸展運動を1回します．振り出した足が接地するとき（立脚初期）に最大に屈曲します（図6-4①）．通常のスピードでは股関節が約40°屈曲します．最大に伸展するのは爪先が離れるとき（立脚後期）で約10°になります（図6-4④）．つまりそれだけの関節可動域があれば正常な歩行が可能だということになります．屈曲・伸展と同様に大切なのは内転・外転の動きです．立脚期で少し内転（約5°）することが重要です．もし内転の関節可動域が少ないと歩隔が左右に広くなり，横揺れの原因になります．膝関節は少し複雑な動きをします．1歩行周期の中で屈曲伸展運動が2回起こるからです．足を前に振り出すとき（これを遊脚期といいます）に大きな屈曲が起こります（図6-4⑤〜⑥）．これは爪先が地面に引っかからないようにするためです．次に足が接地した後に膝が少し曲がります（図6-4①）．これは地面からの衝撃を少なくするために働きます．足関節の動きはさらに複雑です．足にはたくさんの関節があり，それらが地面の形をとらえて歩行を調整するためです．足部は踵から地面に着き，徐々につま先のほうに重心を移していきます（図6-4①〜③）．最後はつま先で地面を蹴って脚を前に送り出していきます（図6-4④）．左右方向でみると重心は足部のやや外側を通り後半は内側に入ってきます．たくさんの関節がありいろいろな動きができるということは，反面いろいろな変形を起こしやすいということでもあります．股関節症からくる非対称な歩行は足に変形を生じやすいのです．

D. 歩行中の筋肉の働き

筋肉が働くことにより関節は動きます．歩行するときに脚を前に出すのは股関節の屈曲筋です．接地した脚を後ろに伸ばし体を前に押し出すのは股関節の伸展筋です．これらの筋の働きが弱いと力強く前進することはできません．また，股関節症の人によくみられる「横揺れ歩行」の最大の原因は，股関節の外転筋の筋力不足です．立脚期にこの筋が働かないと骨盤が水平に保てず上半身が悪いほうに傾くのです．歩行における筋の働きを，歩行周期を追って図6-4に示します．筋の種類と働きについては第5章を参照してください．歩行の各期でどの筋が働くか示してあります．自分に不足している筋は何かを考えるときの参考にしてください．

1つだけ強調しておきたいことがあります．それは，筋肉は常に活動しているわけではないということです．たとえば，大殿筋は遊脚期の終わりから踵が着いて脚に体重が加わるまでの短い時間にだけ働いて，後は休んでいます．中殿筋は片脚で体重を支えているときだけです．他の筋もほぼ同様です．人間はもともと振り子の

1 歩行についての基礎知識　*43*

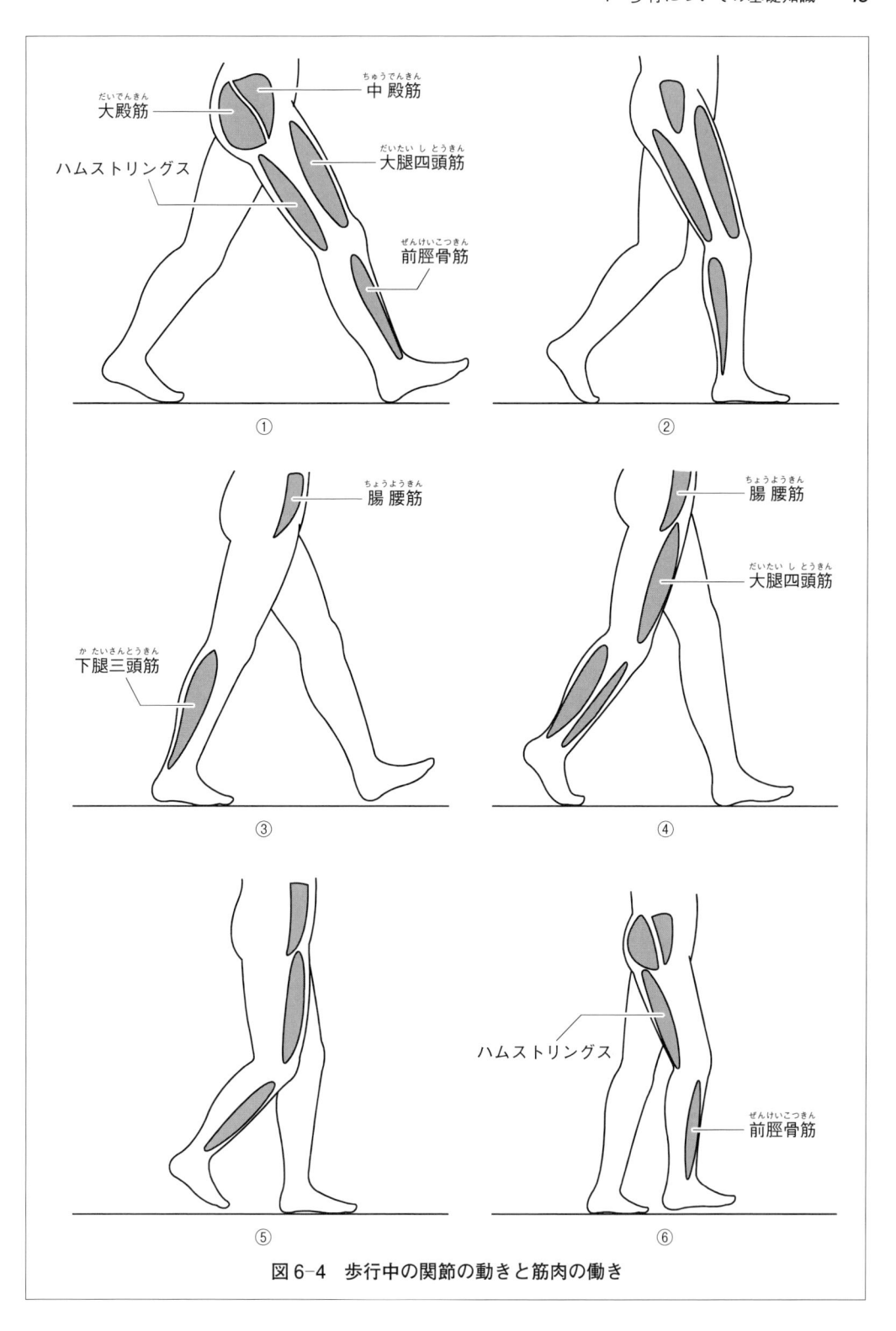

①

- 大殿筋（だいでんきん）
- 中殿筋（ちゅうでんきん）
- ハムストリングス
- 大腿四頭筋（だいたいしとうきん）
- 前脛骨筋（ぜんけいこつきん）

②

③
- 腸腰筋（ちょうようきん）
- 下腿三頭筋（かたいさんとうきん）

④
- 腸腰筋（ちょうようきん）
- 大腿四頭筋（だいたいしとうきん）

⑤

⑥
- ハムストリングス
- 前脛骨筋（ぜんけいこつきん）

図 6-4　歩行中の関節の動きと筋肉の働き

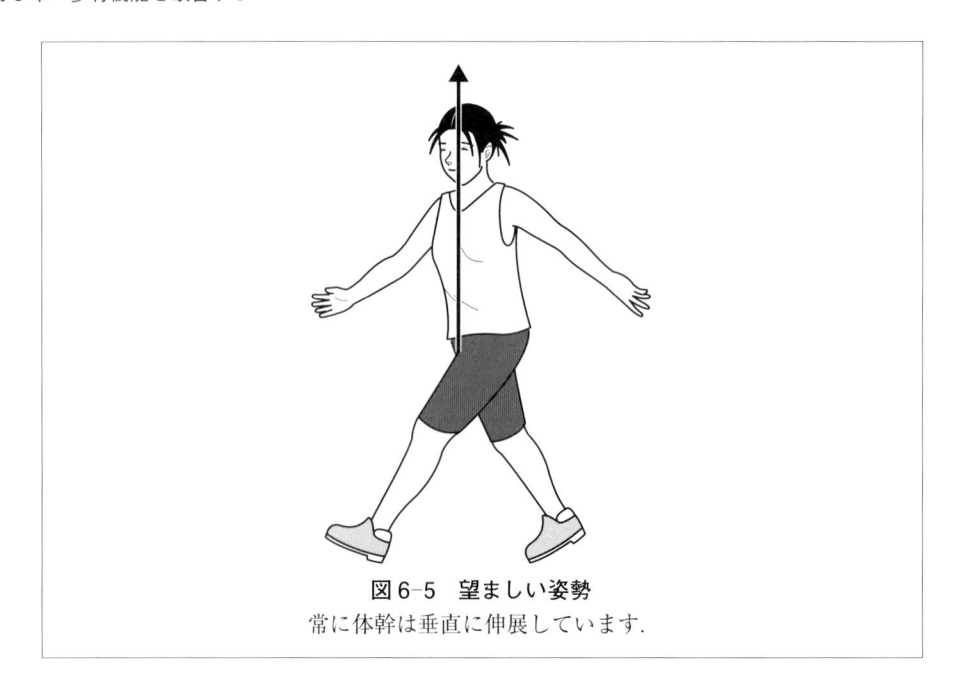

図6-5　望ましい姿勢
常に体幹は垂直に伸展しています．

ように歩いているのです．筋は振り子の調整をしているだけという見方もあります．不必要に筋を使って，つまり，力んで歩くと振り子のように自然に歩くことが難しくなるのです．余分な力はできるだけ抜きましょう．

E. 姿勢の影響について

　関節が正しく動き，筋が効率よく働くためには，股関節から上の姿勢がまっすぐに伸びていることが大切です（図6-5）．そのためのポイントとなるのは骨盤です．2つの股関節と上半身（体幹）をつなぐ要の部位です．骨盤が水平を保ち，まっすぐ進行方向を向くことで股関節周囲の筋が働きやすくなります．とくに立脚中期から後期で股関節が伸展するときに骨盤が水平を保っていることで，中殿筋の活動が横揺れを制御することができます．また，骨盤が安定していれば，その上の腰や胸や肩の力みが少なくなり楽に歩けるようになります．

　股関節症の人は，骨盤を水平に保つことができずに前後または左右に大きく動いてしまいます．その結果，上半身が前後に動いたり横揺れしたりします．人によっては，上半身を大きく動かすことの反動を使って脚を振り出している場合もあります．いずれにしても疲れやすく，他の関節に負担の大きい歩行といえます．

F. 歩行中の股関節に加わる力

　歩行中の股関節に加わる力を考えてみます．両脚で立ったときには上半身の重さを2つの股関節で支えることになります（図6-6a）．上半身の重量はおよそ60％

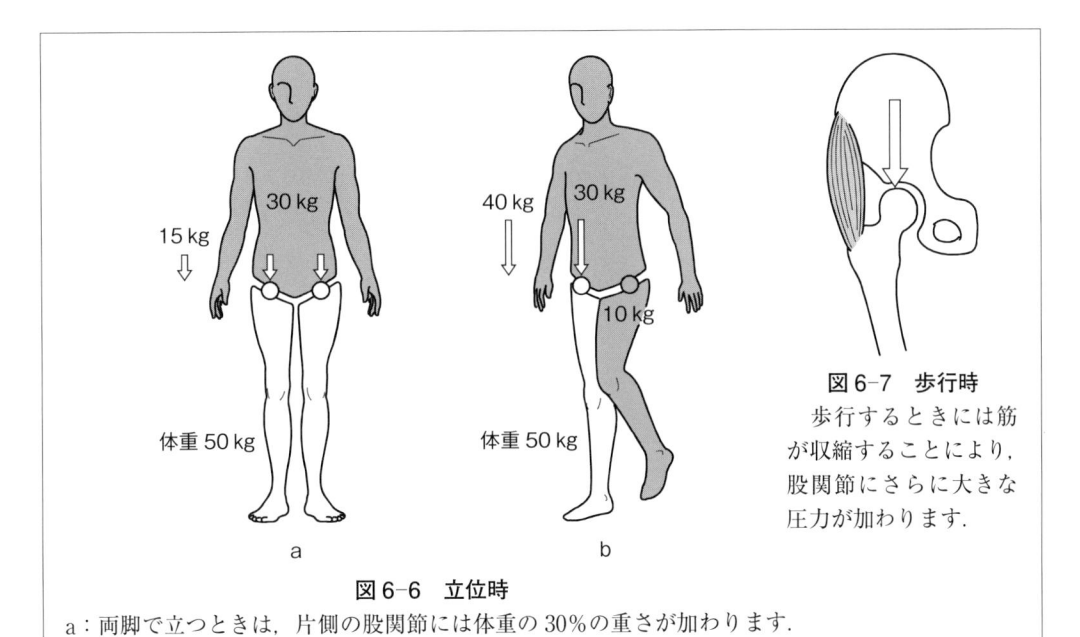

図 6-6　立位時
a：両脚で立つときは，片側の股関節には体重の30％の重さが加わります．
b：片脚で立つときは，片側の股関節には体重の80％の重さが加わります．

図 6-7　歩行時
歩行するときには筋が収縮することにより，股関節にさらに大きな圧力が加わります．

なので，体重50 kgの人では片側の股関節におよそ15 kgの重さがかかります．片脚で立つと1つの股関節に倍の30 kgではなく，上半身の重さ全部と反対側の脚の重さも加わります．したがって，体重50 kgの人では股関節にかかる重量は3倍に近い40 kgに増加します（**図6-6b**）．片側の股関節をかばっているともう一側の股関節が痛くなるのはこういったことからも説明できます．

　歩いているときにはさらに大きな力が加わります．ある試算では<u>体重のおよそ5倍の力が加わる</u>という結果が出ています．体重が50 kgなら，なんと250 kgです．その理由は2つあります．1つ目の理由は，歩行するときに股関節の周りの筋が働くことで股関節に大きな圧力が加わるためです（**図6-7**）．片脚で体重を支持しているとき，上半身の重心は股関節から離れているので，傾かないようにするためには筋力（この場合は中殿筋）が必要なのです．2つ目の理由は，踵が着くときの地面からの衝撃です．この衝撃は速く歩くほど大きくなります．ジョギングの際には体重の3倍まで増加するという報告もあります．したがって，<u>関節への負担を小さくするためには靴底をクッション性のよいものにする</u>ことが必要となるのです．

（土屋辰夫）

2　股関節症にみられる歩行とその対策

　ここからは，股関節症の人の歩行の特徴と改善する方法について解説します．

まずは，自分自身の歩き方と股関節の関係を正しく理解することが大切です．そうすることで進行の予防と適切なリハビリテーションが可能になります．自分自身の歩き方を知るためには大きな鏡の前で歩いたり，人に頼んでビデオに撮ってもらうのもよい方法です．今まで発見できないことがわかるかもしれません．

股関節の機能障害から生じる歩行のパターンはさまざまですが，特徴を大きくとらえると3通りになると考えられます．

① 主に筋の働きが低下して起こる歩行障害（上半身のぐらつきや骨盤の動揺など）．
② 関節の可動域が少なくて起こる歩行障害（歩幅や歩隔が狭くなる，腰の反りを強めて歩くなど）．
③ 筋力や可動域がある程度改善しても，長い間の習慣で身についた姿勢や歩行パターンが残存しているもの．

以下にそれぞれについての対策をお示しします．

A.「上半身がぐらつくこと」への対策

股関節症の歩行で最もよくみられるのが上半身の横揺れです（図6-3）．歩行時に肩が左右に大きく動くことが特徴で「横揺れ歩き」ともいわれています．図6-2, 6-4のように歩行周期の中に片脚で支える時期があり，このときに上半身が支えている脚の側に傾く現象です．筋力低下のほかに，痛み，可動域制限，脚長差が原因になる場合もあります．

1) 外転筋を強化する

横揺れの原因で最も多いのは，股関節外転筋の筋力不足です．股関節は骨盤の左右に離れています．したがって，片脚で体重を支持するときには，上半身の重心が股関節の内側に位置することになります．このときに，股関節の外転筋が働くことで骨盤を水平に保っています．股関節を支点とする「てこ」と考えると理解しやすいと思います（図6-8）．つまり外転筋の低下が起こると骨盤を水平に保てなくなるのです．そのため，股関節症の人はできるだけ外転筋の負担を減らすため，無意識のうちに上半身を股関節の上にもってくるようにして歩くのです．これが横揺れ歩行です（トレンデレンブルグ歩行，デュシャンヌ歩行ともいいます）．とくに手術などで一時的に筋力低下を起こした場合に，この現象は顕著に現れます．痛みがなくても横揺れがあるうちは杖を使うようにしてください．また，外転筋の筋力強化（第5章）を行う必要があります．

2) 杖を使いましょう

痛みがあるときには筋力を発揮することは困難です．筋力を十分に発揮できないときには，杖を積極的に使いましょう．杖を使うことで股関節の負担はかなり軽減されます．普通使うのはT字杖（図6-9）ですが，長時間歩くときには効果絶大

a. 正常　　　　　　　　　　　b. 外転筋力低下による横揺れ

図 6-8

図 6-9
T字杖は握りの部分に適度な太さがあるものを選びましょう．

図 6-10
杖の長さは体の横について肘が軽く（30°）曲がるくらいが使いやすいです．

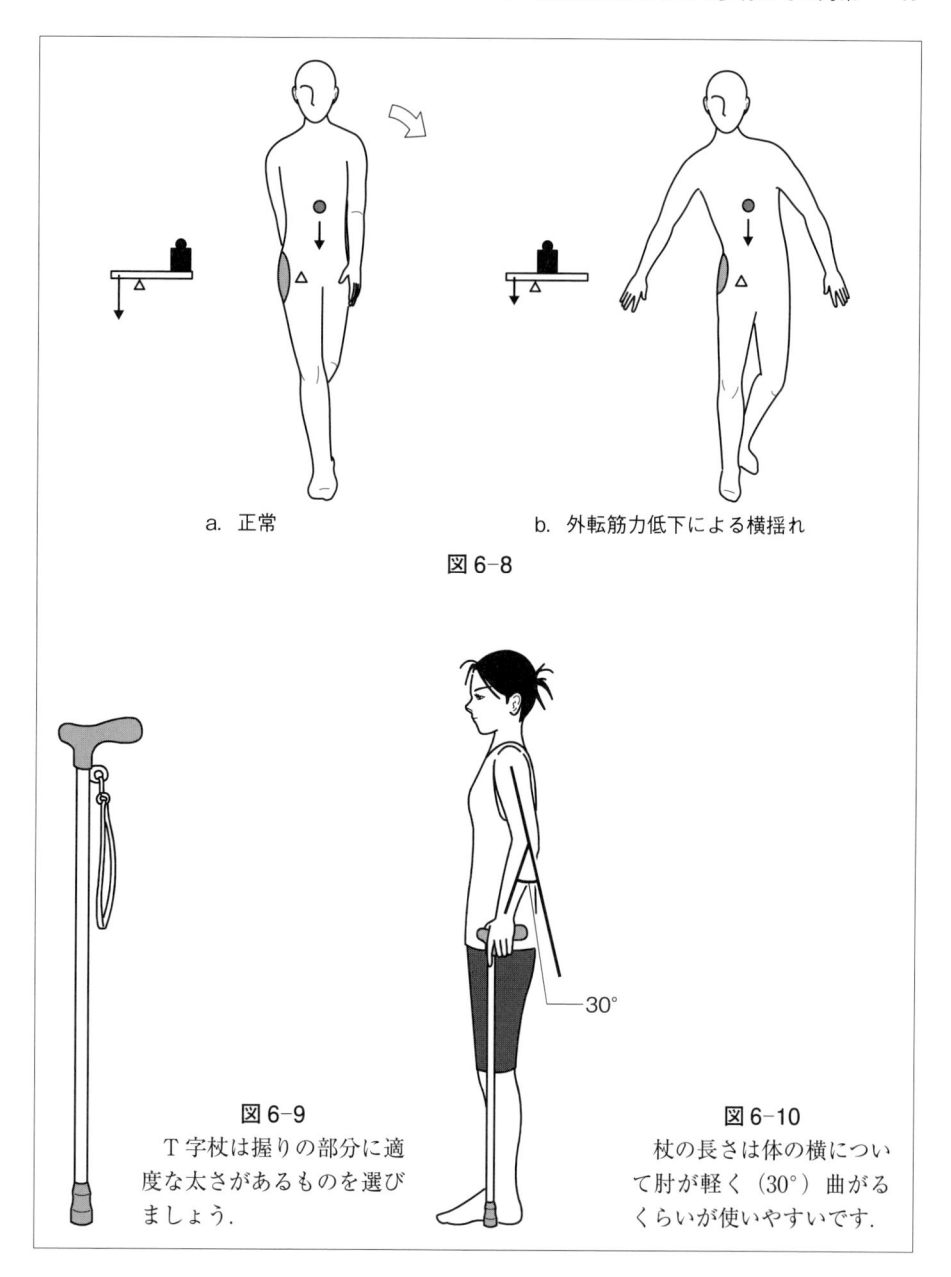

です．

　杖で大切なのは長さです．適切な長さは歩き方や症状によって微妙に変わります．できることならセラピストに合わせてもらいましょう．基本的な方法は，①無理なく立った姿勢で，②杖を体の真横でまっすぐについて，③肘が軽く（約30°）曲がる長さです（図6-10）．最近は長さの調節が簡単にできるものも多く売られています．また携帯できる折りたたみタイプの杖もあります．

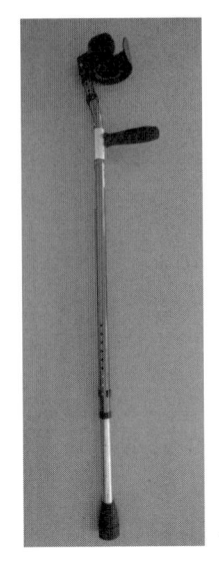

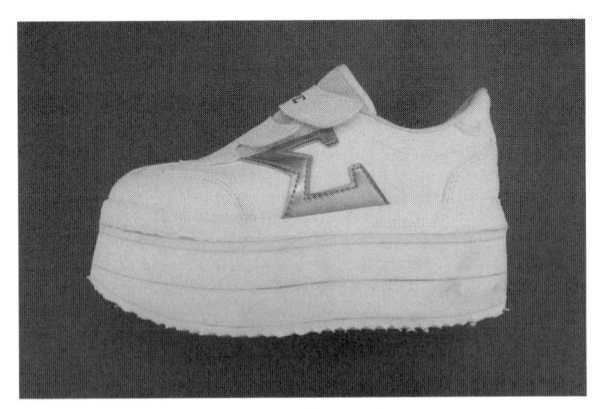

図 6-12　靴底の補高

図 6-11　ロフストランド杖
長さの調整は T 字杖と同様．

　T字杖では揺れが止まらないときや痛みが緩和できない場合には，ロフストランド杖（図6-11）や松葉杖を使いましょう．より大きな支持が得られ，手首への負担も軽減できます．

3）股関節内転方向の可動域を広げる

　股関節の内転方向に可動域の制限がある場合にも横揺れ歩行が起こります．立脚期で股関節が十分に内転しないと歩隔が左右に広くなり，一歩一歩の重心移動が大きくなります．これも横揺れの1つの原因になります．このような場合は，筋力が十分にあっても横揺れが起こります．

　対策としてはストレッチが最良の方法です．内転制限には多くの場合，伸展制限を伴います．第4章を参考にして改善しましょう．また，意識して不足している可動域を増やすように歩くということも有効な方法です．

4）脚長差を靴で修正する

　最後は脚長差，つまり脚の長さの違いによるものです．通常は，変形の進行により片側の下肢が短くなり，その結果として左右に上体が揺れます．対策としては短いほうの靴底を高くする方法があります（図6-12）．補正の方法や程度には個人差があるので，医師やセラピストに相談してください．

B．「歩幅が小さいこと，腰の反りが強いこと」への対策

　股関節症の人では，歩くときに腰が反って殿部が後に突き出た姿勢がよく観察されます（図6-13）．股関節が歩行中に十分伸展しないため起こる現象で，よいほうの脚が前に出にくい（歩幅が小さくなる）のもこの歩行の特徴です．

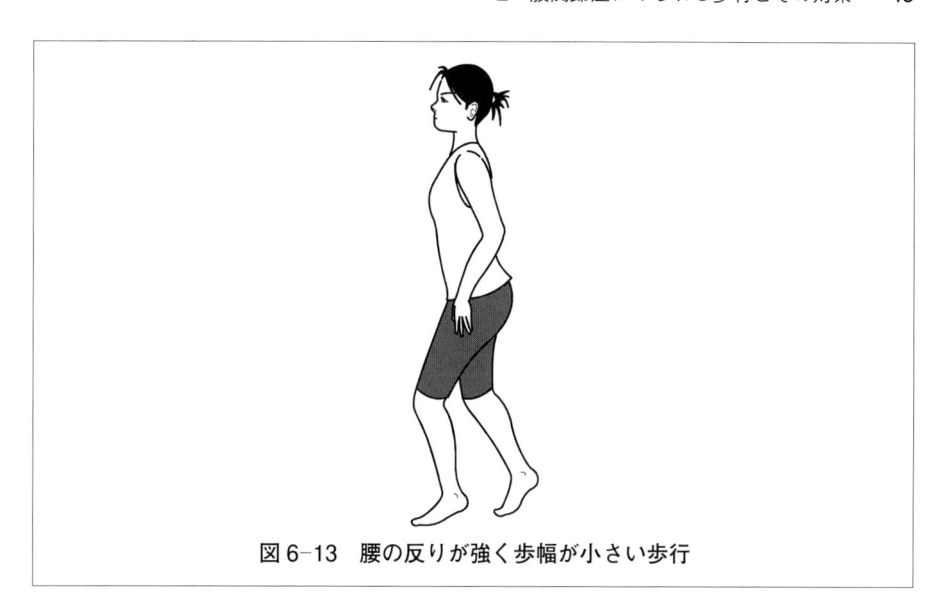

図6-13 腰の反りが強く歩幅が小さい歩行

1）股関節のストレッチ

対策として最も有効なのは股関節の前にある筋のストレッチです．この筋は股関節を屈曲させる働きをしますが，股関節症の人ではさまざまな理由で伸びにくくなっています．第4章の股関節を伸展するストレッチの方法を行ってください．

2）歩き方を工夫する

歩行時に悪いほうの脚に体重を残した状態でよいほうの脚を出すようにすることも有効な方法です．歩くときに悪いほうの脚が後ろに残るように意識することで，股関節の前の筋肉を伸ばすことができます（立脚後期に股関節が伸展するように意識します）．いわゆる歩きながらのストレッチです．そのためにはまっすぐ前をみて，なるべく上半身は前かがみにならないようにすることが大切です．

3）股関節伸展筋の強化

股関節伸展筋の筋力低下を起こした場合でもこの現象がみられます．その場合には，伸展筋の筋力強化（第5章）を参考にしてください．

C. 長い間の習慣で身についた姿勢への対策――「よい歩き方を獲得する7つのステップ」

股関節の疼痛を回避する姿勢や，筋力低下，可動域制限を補うための動作が長い間日常生活で繰り返されると，治療によってさまざまな機能が改善したとしても，長期間とっていた姿勢や動作からなかなか抜け出せないことがあります．

このような場合には，良好な姿勢と運動パターンを再学習する必要があります．とくにポイントとなるのが，<u>体幹―骨盤―股関節の連結と足部からの影響を考える</u>ことです．歩き出す前に崩れている姿勢に気づき，その姿勢を正すことから練習す

a. 前から見た図　　b. 横から見た図

図6-14　まっすぐに立つ
a：両脚で均等に踏ん張り，その真ん中に骨盤が位置するようにします．
b：腰が反ったり股関節を屈曲しないようにまっすぐ伸びます．

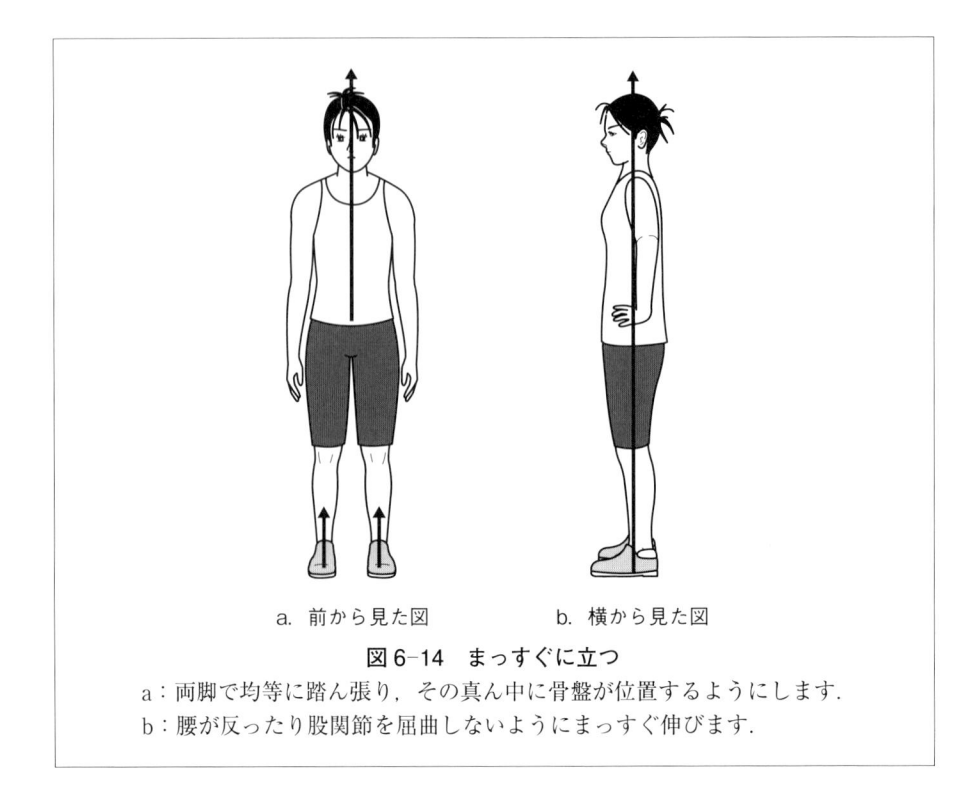

る必要があります．

　練習して欲しいポイントを7つのステップにして述べます（注：セラピストの人は第9章の術後理学療法の中の歩行に向けてのアプローチの章も参照してください）．

●ステップ1　まっすぐに立つ

　右足と左足の真ん中にお臍がくるように立ち，できるだけ体がまっすぐ伸びるようにします．鏡に全身を映して確認しましょう．鏡がない場合には，壁に背を当てることもまっすぐ立つヒントになります．まっすぐに立っている構造物（柱など）を目標にして，自分の体をそれに合わせることもよい方法です．

　ここでのポイントは，重心の位置を確認することです．そのためには左右の足の裏で均等に体重を感じる必要があります．足幅は閉じすぎずに，肩幅くらいに開いて股関節の真下に足がくるようにします．左右だけでなく，前後も足の裏の真ん中にくるように意識しましょう．腰を反ったり，お腹を突き出したり，頭や上半身が前に傾いていないかチェックしてください．体幹―骨盤―股関節が一直線になるようにします．体の真ん中に軸が1つと，股関節の真下にある左右の足底になるべく均等に体重がかかっていることを意識してください（図6-14）．

●ステップ2　左右対称に揺れてみる

　まっすぐ立てていることを確認できたら，左右に揺れてみましょう．横揺れ歩行

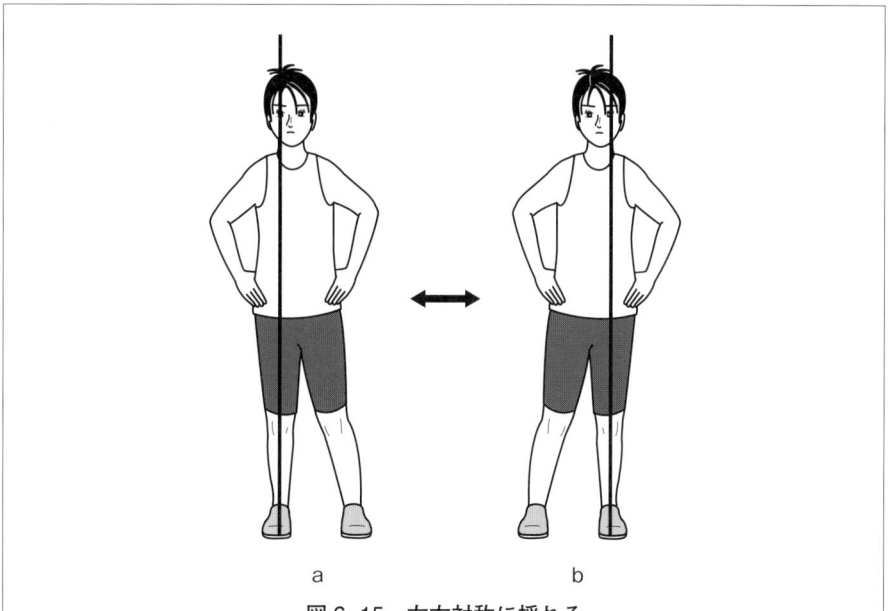

図6-15 左右対称に揺れる
a：まず右足の裏に体重が移り，その足の上に股関節―骨盤―体幹が積み重なります．
b：左足へも同様に行い，繰り返します．

のような，上半身が肩から突っ込んで揺れるのではなく，腰（股関節）から揺れてみます．ポイントは左右の足の裏で動くことです．左右の足の裏で体重が交互に入れ代わる感じが必要です．大きく揺れる必要はありません．骨盤が水平を保てる幅でよいです．殿部に手を当てて体重がかかったほうの筋肉（大殿筋，中殿筋）に力が入ることを感じてみてください．両下肢は交互に踏ん張りますが，上半身は力を抜いて，骨盤の動きに伴って自然に左右に揺れます．骨盤が左右の股関節の上，足の上を交互に行き来する感じです．下腹部に力を入れて少し腹圧を高めて行えば，さらに効果的です（図6-15）．

● ステップ3　背伸びから踵立ち

　まっすぐから横に揺れてみることで，さらに体が垂直方向に伸びる感じがしたと思います．次に，この垂直方向に伸びている状態を維持したまま，背伸び～踵立ち運動を行います（図6-16）．ポイントは，なるべく足関節の動きで行うことです．次の2点に注意して行ってください．①背伸びのときに腰を突き出したり，踵立ちのときに腰を後ろに引いたりしないよう注意してください．②背伸びの最後には，足の母趾（足の親指）側でしっかり真上に伸びます．小趾（足の小指）側にかかると膝が開いて，まっすぐに伸びなくなります．

　足の裏を使うことは，歩行中に踵が着いてから足の先端まで移動していく体重移動の練習になります．とくに立脚後期では，母趾でしっかり地面を蹴って前に推進

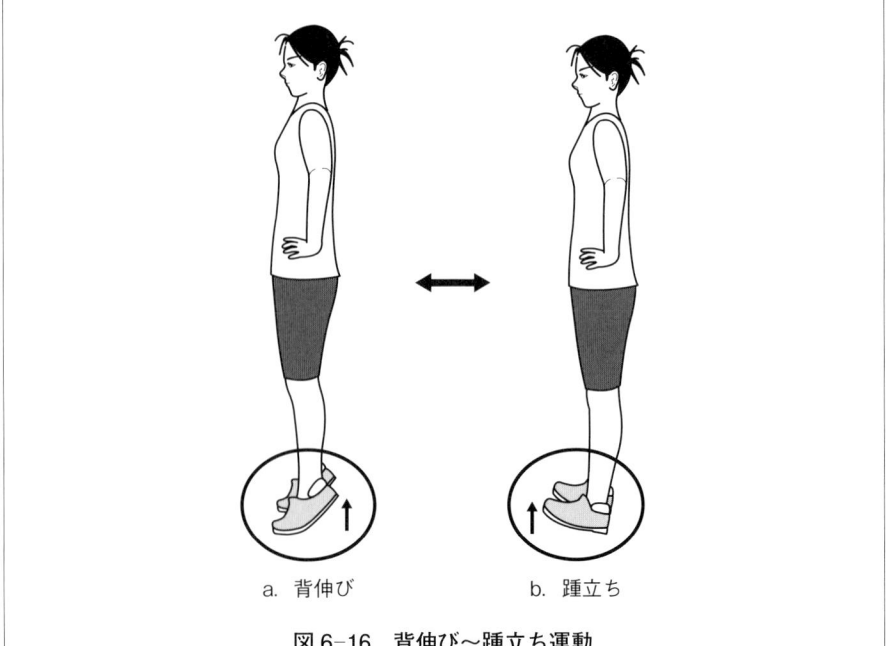

図6-16 背伸び〜踵立ち運動

a. 背伸び
b. 踵立ち

a：足関節の動きで行います．母趾側で踏ん張りまっすぐ伸びます．
b：お尻を後方へ引くと行いやすいですが，なるべく足関節の運動で行います．

することが必要です．

この運動でも，常に骨盤が水平であることを意識してください．下腹部に少し力を入れることも同じように大切です．

●ステップ4　股関節の屈伸運動

股関節を主に使った屈伸運動（スクワット動作）を行います．股関節の下に足が位置するように肩幅ほどに足を開いた立位姿勢で，膝が前に出ないように，股関節，膝関節を同時に屈曲してみてください．股関節の後ろの筋肉を使う運動になります．動かす範囲は狭くて構いません．ポイントは体幹—骨盤—股関節が一直線になるようにすることです（図6-17a, b）．膝の前に椅子や台を置いてそれ以上膝が前に出ないようにすることもよい方法です（図6-17c）．

●ステップ5　まっすぐ上下に伸びる

次は足底を接地したまま，両手を上に伸ばします．両脚（下半身）は踏ん張って床に安定させ，反対に上半身は垂直方向に上に伸びます．ポイントは中間にある骨盤が安定していることです．体の脇の筋肉が十分に伸ばされる感じがすると思います（図6-18）．

●ステップ6　患側の脚を後ろに引いたステップ練習（図6-19）

今まで練習してきた骨盤の水平を維持するのがポイントです．股関節の前の筋肉

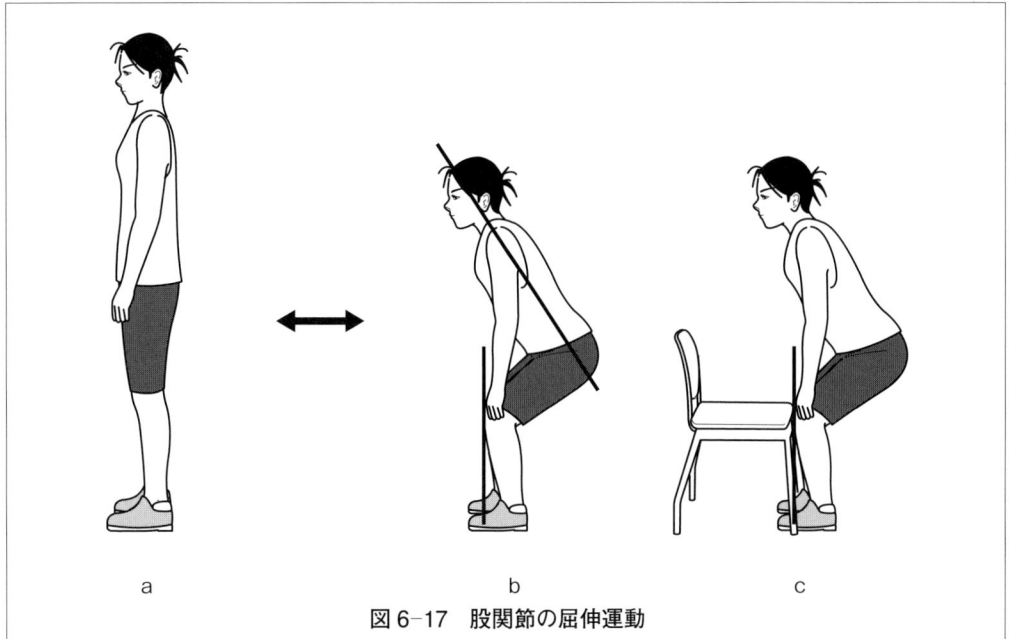

図 6-17　股関節の屈伸運動
a：開始姿勢．肩幅ほどに足を開きます．
b：股関節の屈伸運動を行います．なるべく膝が前に出ないように，体幹―骨盤―股関節が一直線になるようにします．足先はまっすぐ前に向けます．
c：難しい場合は，椅子や台を前方に置き膝を軽く当て，それ以上前に出ないようにします．

が硬い場合はこの姿勢がとりにくいです．硬い場合は第4章を参考にして十分にストレッチしてください．

　第1段階として踵が接地するまでを練習します．大腿の前の筋肉が伸びていきます（図6-20a）．後ろからみたときに，骨盤が大きく移動しないようにしてください（図6-20b）．これが起こると横揺れ歩きになります．踵の真ん中から内側が接地するようにします．ふくらはぎの内側が伸びることも必要です．お尻が横方向ではなくまっすぐ後ろに下がります．

　第2段階として踵がついたらまっすぐ後ろに体重を移動していきます．このときお尻の筋肉が活動することを感じてください．後ろに倒れるまで体重をかけすぎる必要はありません（図6-20c）．後ろ脚の踵に移動したら，また前脚の踵に戻して数回繰り返してください．

●ステップ7　自由に歩く
　今まで練習したポイントを整理します．
　① 体をまっすぐ（左右足の真ん中で）に伸ばす．
　② 骨盤を水平位に保つ．
　③ 立脚後期で股関節の前の筋肉が伸びる．股関節伸展位をとる．

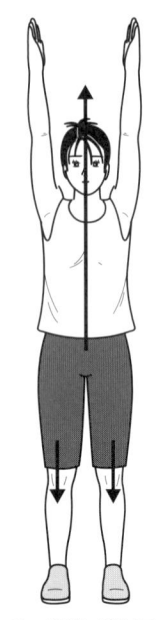

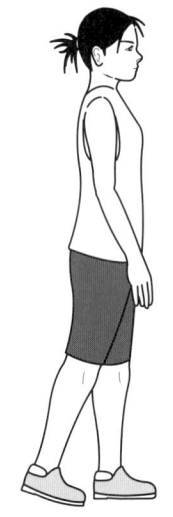

図6-18　背伸び＆下肢伸び
骨盤を中心に上半身はまっすぐ上に，下半身は床面を蹴るように伸びます．

図6-19　ステップ練習①
患側下肢を後ろに引いた姿勢（右側が患側）．

④ 接地する足は，踵から着いて体重が母趾側に抜ける．最後は母趾で軽く地面を蹴る．

　以上のことを意識しながら，まずは歩きやすいスピードで，次にスピードを遅くしたり速くしたり調節してみましょう．歩幅を広くしたり狭くしたりするなかで，この4つのポイントを実現できるように意識してみてください．上手にできてくると，上半身には余分な力が入らずに自由に動くことができます．上半身に力が入っていることは望ましくありません．さらに下肢の動きを阻害することになるからです．

3　歩行訓練をするときの注意点

　最後に3つ注意して欲しいことを述べます．

A．歩行時間と距離

　通常のウォーキングエクササイズの本に示されている運動量は多すぎると思ってください．これらの本は，心肺機能を目安にして歩行時間や距離などのガイドラインを定めていますが，股関節症の人には心肺機能の限界よりも筋疲労や痛みが先に

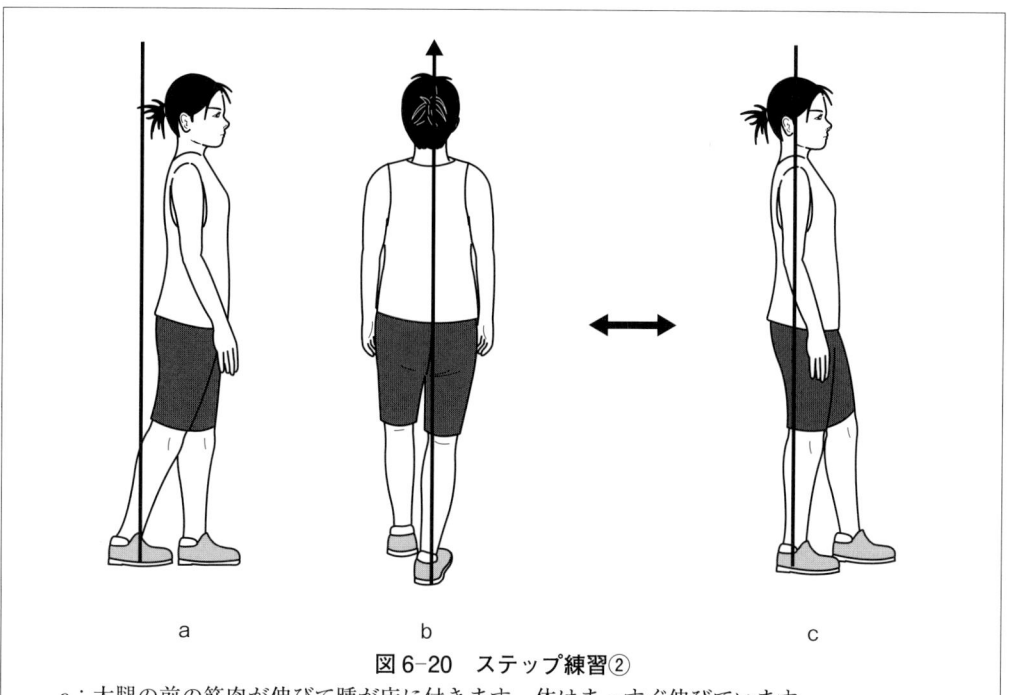

図6-20 ステップ練習②
a：大腿の前の筋肉が伸びて踵が床に付きます．体はまっすぐ伸びています．
b：踵の上にまっすぐ体重を移動します．お尻が外側に揺れないように注意してください．
c：体がまっすぐ伸びながら踵の上に体重移動をします．

問題になってくるからです．痛みが強い場合には安静が基本です．とくに歩いていて徐々に強くなる痛みは要注意です．無理せず休みましょう．歩いてもあまり変化しないような慢性的な痛みの場合は，1日歩いた後に痛みが悪化しないかで判断してください．

　運動負荷を考えるときには歩行距離よりも歩行時間や歩数を指標にしましょう．基本は「疲れを残さない．毎日続ける」です．自分自身の体調から判断して歩行時間を調整していってください．とくに手術後は主治医と相談して徐々に歩数や歩行時間を増やしていくようにしてください．人工関節の場合は磨耗の問題があるので，具体的な1日の歩数をある程度決めてもらったほうがよいと思います．市販の歩数計（万歩計）を利用するのも1つの方法です．

B. ローリング：足の裏を上手に使いましょう（図6-21）

　ウォーキングでは足部の運動をローリングといいます．接地した足の裏で重心が踵から足の先端まで移動していく運動です．足を着くときにはできるだけ膝を伸ばしてつま先を上げて踵から着きます．踏み返すときには足の指をできるだけしならせてから力強く蹴りだすようにします．そうすることで蹴りだした足をスムーズに

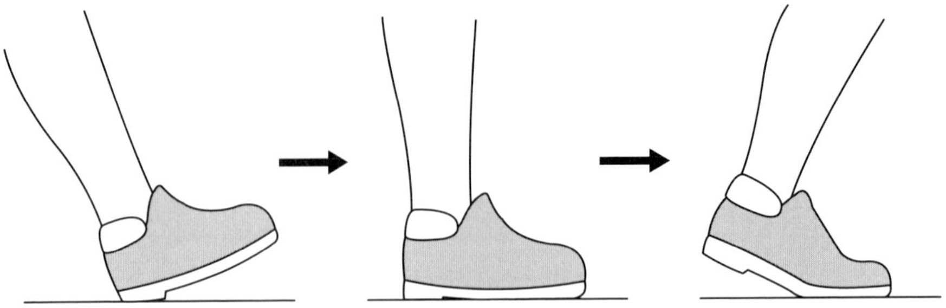

図6-21 ローリング

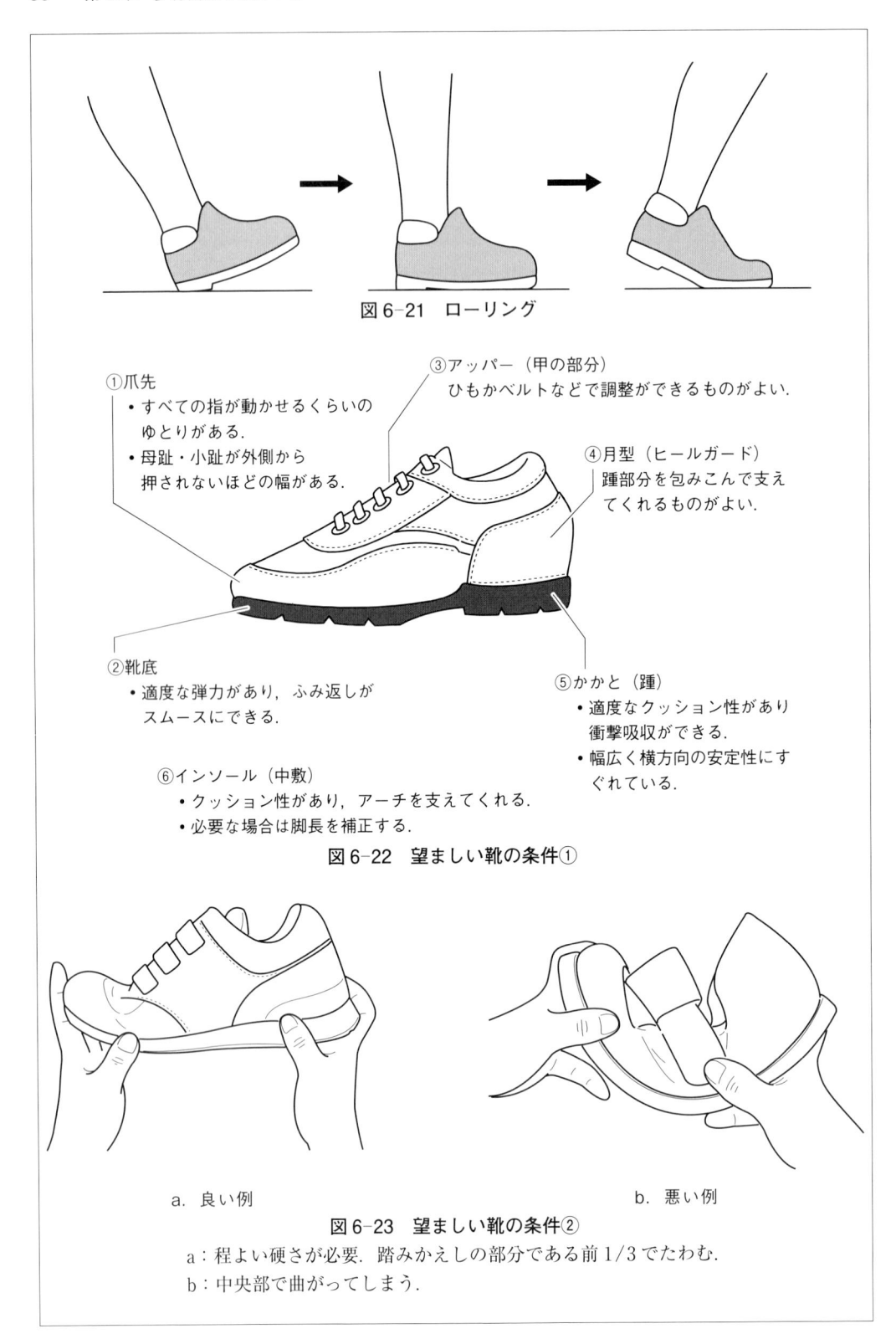

① 爪先
- すべての指が動かせるくらいのゆとりがある.
- 母趾・小趾が外側から押されないほどの幅がある.

② 靴底
- 適度な弾力があり,ふみ返しがスムースにできる.

③ アッパー（甲の部分）
ひもかベルトなどで調整ができるものがよい.

④ 月型（ヒールガード）
踵部分を包みこんで支えてくれるものがよい.

⑤ かかと（踵）
- 適度なクッション性があり衝撃吸収ができる.
- 幅広く横方向の安定性にすぐれている.

⑥ インソール（中敷）
- クッション性があり,アーチを支えてくれる.
- 必要な場合は脚長を補正する.

図6-22 望ましい靴の条件①

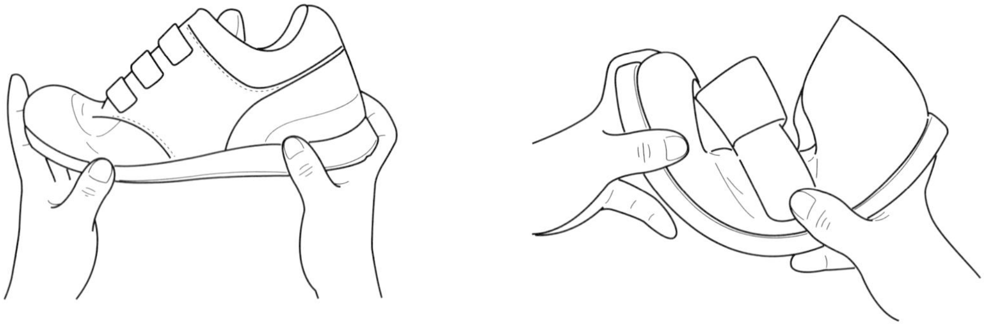

a. 良い例　　　　　　　　　　　　b. 悪い例

図6-23 望ましい靴の条件②
a：程よい硬さが必要.踏みかえしの部分である前1/3でたわむ.
b：中央部で曲がってしまう.

前に送りだすことができます．

C. 靴にはこだわりましょう

　股関節症の人は足の変形を起こしやすいです．歩行時に左右や前後方向に無理な力が足部に加わるからです．よくみられるのは外反母趾や偏平足です．これは通常よりも足の内側（母趾側）に体重がかかることによって起こります．つま先の細い靴を履くことでさらに悪化します．足の変形は，ゆとりのあるトゥボックスや適切なアーチサポートの入った靴を履くことで，ある程度予防することができます．

　靴にはこだわってください．望ましい靴の条件を図解しておきます（図6-22, 23）．左右の脚の長さが違う場合には靴底を補高することで対応します（図6-12）．通常は2 cm以上脚長差がある場合に補高をすすめていますが，個人差があります．疲れにくさや靴をぬいで歩くときの違和感などを考慮して補高の量を決めてください．1.5 cm以内であれば靴の中で補高することもできます．

セラピストへのメッセージ

　変形性股関節症の患者さんは，歩行に対する訴え（歩行時痛，歩容改善）が多いと思います．跛行がみられるからといって，筋力強化のみを行うことは望ましくありません．跛行がみられる場合でもその要因は単に筋力低下だけでなく，可動域制限が原因の場合もあります．なぜそのような状況に陥っているかを評価することが必要です．

　変形性股関節症なので，股関節に着目することは大切です．しかし，股関節だけに変化を求めても効果が得られないことがあります．下肢の荷重連鎖や，股関節―骨盤―体幹（腰椎）の機能的な連結という観点からとらえると，運動が滞っている部位や，運動の振る舞いをとらえることができ，問題解決のヒントにつながります．

　本章では，患者さんに向けて「自分でできる歩行障害を改善する方法」を解説しました．歩行を指導するときの参考にしてください．その際に，セラピストは望ましい活動が行えているかを患者さんにフィードバックしましょう．観察するだけでなく動作中の患者さんに触れて確かめてください．不十分な運動要素が感じられたら誘導して修正を促すことも必要です．

　第9章の手術後の理学療法では，セラピストの向けての歩容改善に対するアプローチを記載しました．そちらも参考にしてください．

（金　誠熙）

第7章

日常生活を改善する

　変形性股関節症の進行に伴い，屈伸や開脚がしにくくなるなど股関節の動きが制限されます．また，荷重したり動かすと痛みが出てくることもあります．これにより，歩きにくくなるだけでなく，日常生活で何気なく行っている着衣・整容・入浴動作などが難しくなります．

　日常生活のさまざまな場面では股関節の動きや支えが必要とされます．とくに，靴下履きのように股関節を大きく曲げる必要のある動作や開脚が強いられる浴槽のまたぎ動作，あるいは重心を上下に移動させるような股関節の屈伸を伴うしゃがみ動作がやりにくくなったと訴える人が多くみられます．

　このような動作のやりにくさを改善するためには「自分の身体を整える」，「動作の仕方を工夫する」，「環境や道具で工夫する」ことが必要となります．これは股関節症の進行を予防するためにも人工股関節に負担をかけずに長く保たせる意味でも大切なことです．

　以上のような考え方に基づいて，日常生活動作を安全に安心して行いやすくするために必要な身体づくりと動作や生活環境の工夫について紹介します．

❶　自分の身体を整える

A．身体を柔軟に保つ

　日常生活では，周りの環境やその時々の状況に合わせて自分の体を柔軟に変化させながら動く必要があります．そのためには，関節の動きをよくし，身体全体を柔軟に保つことが大切です．

　<u>筋肉のストレッチは反動をつけて行うのでなく，リラックスした状態でゆっくり筋肉を伸ばすことが基本です．</u>第4章のストレッチを参考にして，自分にあった方法を行ってみてください．代償的に腰部や背筋も硬くなりやすいので，同時にリラクセーションできると効果的です．

B. 身体を支える機能を維持する

　股関節はその形状と靱帯の働きである程度安定性を保つことができますが，股関節周囲の筋肉が働くことで，さらにしっかりと身体を支えることができます．このため適度な筋力が必要となります．筋力を強化する方法については第5章を参照してください．股関節だけでなく，体幹筋の活動も股関節の働きを助けるうえで重要になります．荷重をかけて行う運動から寝て行うものまでさまざまですが，無理なく続けられる自分にあった運動を選びましょう．

　痛みは関節や筋肉に負担がかかっているというサインです．運動をすることで徐々に痛みが消えるものはよいのですが，続けるほど痛みが強くなるものは中止しましょう．また，熱感がある場合は運動をやめ，休むようにしてください．

C. 耐久力をつける

　仕事や家事による股関節への長時間にわたるストレスが症状を悪化させることもあります．これは作業時間の経過とともに筋疲労が起こり，股関節を保護することが難しくなるからです．このため，股関節周囲の筋持久力だけでなく全身の体力を向上させる必要があります．1日の活動量をコントロールし，疲れを残さないように1週間を過ごせることを目指しましょう．

　疲れをとるためのリラックスする時間も必要です．自分にとって股関節が楽になるポジションを探しましょう．股関節に荷重がかからない楽な姿勢をとることで，関節内圧を下げ，股関節周囲の筋肉の緊張を弛ませて，循環の改善を図ることができます．また痛みを緩和させる効果もあります．

2　動作の仕方を工夫する

　ここでは，日常的に行う基本的な動作の工夫について紹介します．一般的な方法を中心に解説しますが，動作には個人差があります．あくまでも参考にしてご自身に合った方法をみつけてください．

A. 椅子からの立ち上がり・座り

　股関節が曲がりにくい場合や人工関節の人の場合，椅子の立ち上がり動作は浅く腰掛け，足を引いて行います（**図7-1**）．低い椅子や柔らかいソファーへの腰掛けは，お尻が沈み込み股関節に負担がかかります（**図7-2**）．普段使用する椅子は立ち座りしやすい高さのものを選択しましょう．

　脚の力が十分でない場合は，椅子に手をかけて体を支えながら立ち座りをしましょう（**図7-3**）．

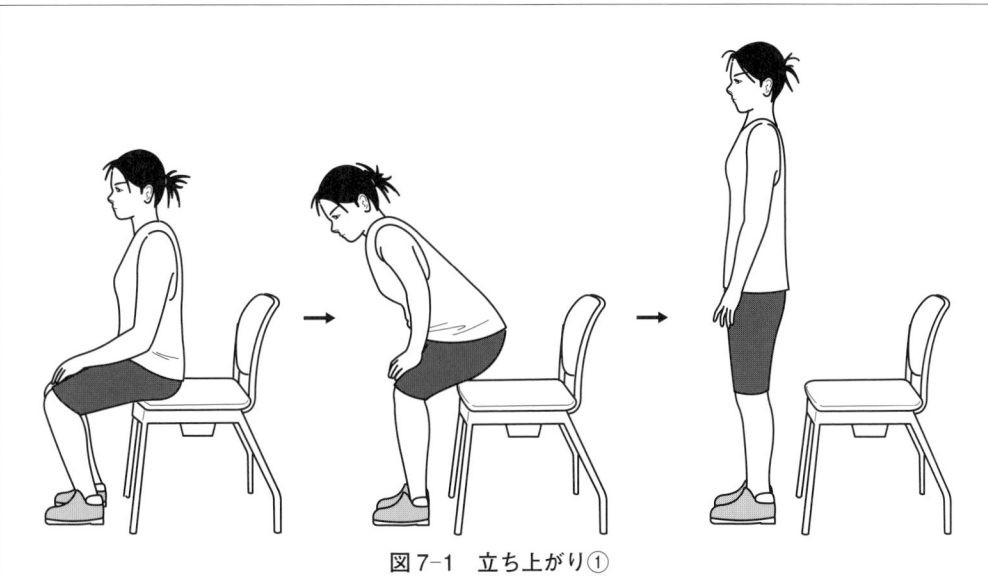

図 7-1 立ち上がり①
股関節が曲がりにくい場合は，浅く腰かけ，足を軽く引くと立ちやすいです．

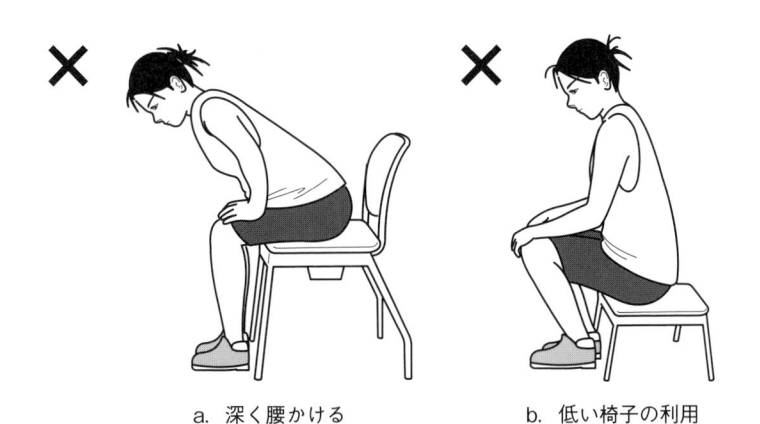

a. 深く腰かける　　　　b. 低い椅子の利用

図 7-2 股関節に負担のかかる立ち上がり・座り
a：人工関節の人の場合，深く腰掛けて前屈すると股関節にストレスがかかりやすいです．
b：低い椅子やソファーからの立ち上がり・座りも同様です．

B. 床からの立ち上がり・しゃがみ

立った状態から股関節が曲がりにくいほうの脚を後ろに引いて，前屈しながら両手を床につけていきます．それから膝をついて正座をします．正座が難しければ，よいほうの脚を軸にしてお尻を回して脚を前に伸ばして座ります（図7-4）．

脚力が十分にある場合はなるべく体を前屈しないでしゃがむ方法もあります（図7-5）．

62　第7章　日常生活を改善する

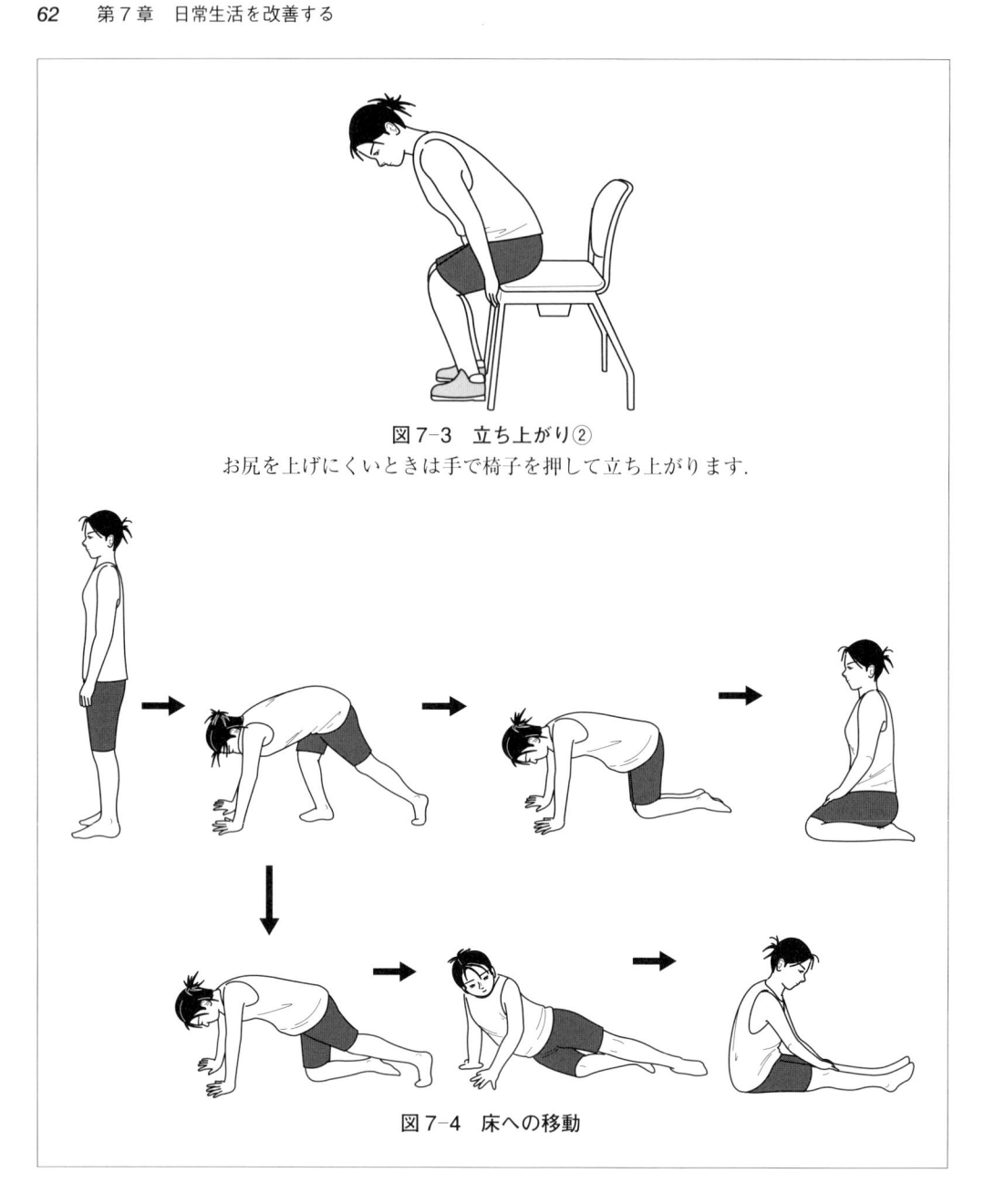

図7-3　立ち上がり②
お尻を上げにくいときは手で椅子を押して立ち上がります．

図7-4　床への移動

　身体が硬くて床に手が届きにくい場合や下肢の筋力が弱くふらつく場合は，台などを利用して安全に楽に行えるように工夫します．
　人工股関節の人は，手術の方法によっても異なりますが，過度の屈曲や荷重した状態で膝を内側に捻じると股関節にストレスがかかり脱臼する危険性もあるため，図7-4のような動作が安全です．詳しくは担当の医師やセラピストに確認して，無理のない安全な方法で行いましょう．

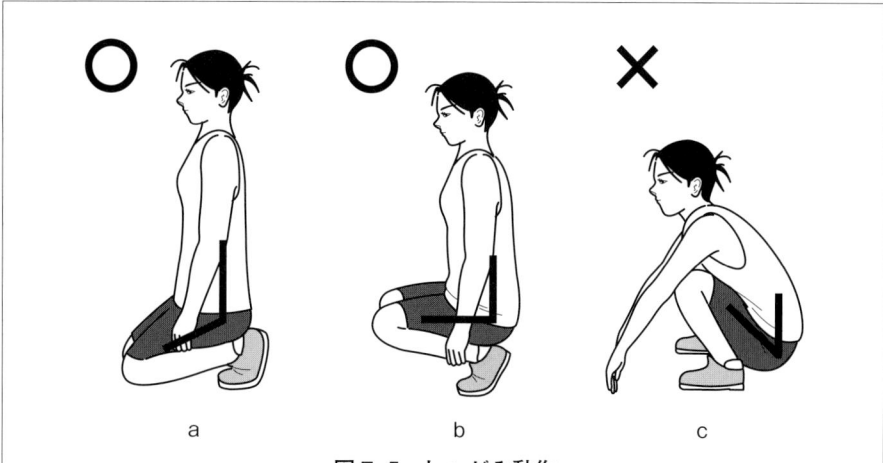

図 7-5　しゃがみ動作
c：人工関節の人は深くしゃがむと脱臼のリスクがあるので気をつけましょう．

C. 階　段

　一足一段で交互に昇降することが難しい場合は，一段ずつ足をそろえて行います．上りは力の強い足から，下りは力の弱い足から出すようにしましょう（図 7-6）．
　勢いをつけて昇降することは股関節に負荷がかかるため避けましょう．
　股関節が曲がりにくい場合，横向きに昇降するなど工夫も必要です．
　家の階段に手すりがない場合は，手すりを設置することをおすすめします．

3　日常生活における環境・道具の工夫

　日常生活における環境の工夫や道具の利用について紹介します．

A. 洋式生活・和式生活

　一般的には上下動の多い和式生活よりもベッドや椅子を利用する洋式生活が望ましいとされていますが，股関節への負担が少ない動き方を心がければすべてを洋式生活にする必要はありません．痛みや動きやすさ，安全性を考慮したうえで，自分の身体に合った家具や道具，生活スタイルを選択しましょう．
　人工股関節の人は，動作では痛みを感じなくても，股関節を深く曲げたり捻れ運動で脱臼やインピンジ（人工物同士のぶつかり）を起こしやすいため注意が必要です．担当医師やセラピストに相談のうえ，必要があれば洋式生活を選択し，日常生活を安全に行うことを優先しましょう．

a. 上り　　　　　　　b. 下り

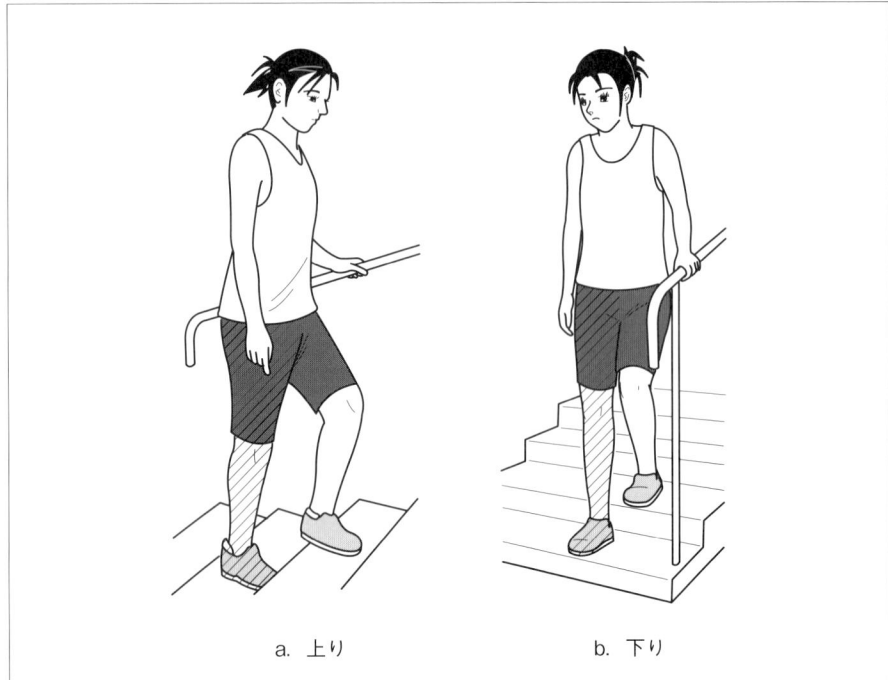

図7-6　階段昇降が難しい場合（右脚の力が弱い場合）
a：上りは力のある側から，b：下りは力の弱い側から出して一段ずつ足をそろえて行います．

B. 更衣・整容

1）ズボン・靴下の着脱

足先に手が届かず靴下やズボンが履けない場合，マジックハンド（図7-7a）などを使用します．靴下は自助具を使って履く方法（図7-7）もあります．

道具を使わないで行う場合，図7-8のように膝を後ろに曲げることで足先に手が届きやすくなります．この方法を行う際に，人工股関節が入っている人は脱臼のリスクがあるため，膝が過度に内側に入らないような注意が必要です．

2）爪切り

爪切りは爪をみながら安全に切らないといけないため，時間もかかり足の向きも限定されます．前から手が届かない場合は，横座りになり膝を深く曲げて切る方法があります（図7-9, 10）．人工関節が入っている人はこの姿勢では術側を上にして行うようにしてください．自分で行うことが難しい場合は無理せず，人の手を借りましょう．

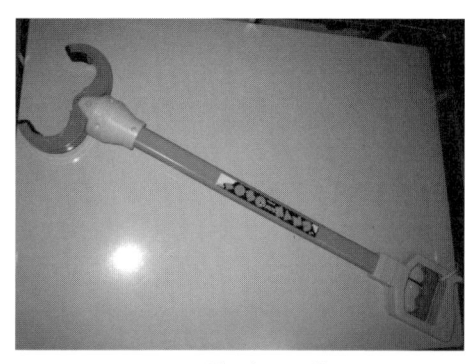

a. マジックハンド

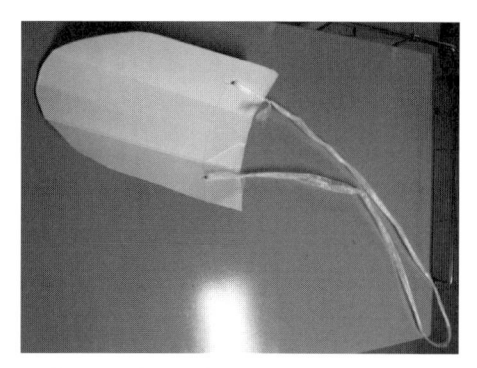

b. 靴下履き自助具（手作り：牛乳パックを使用）

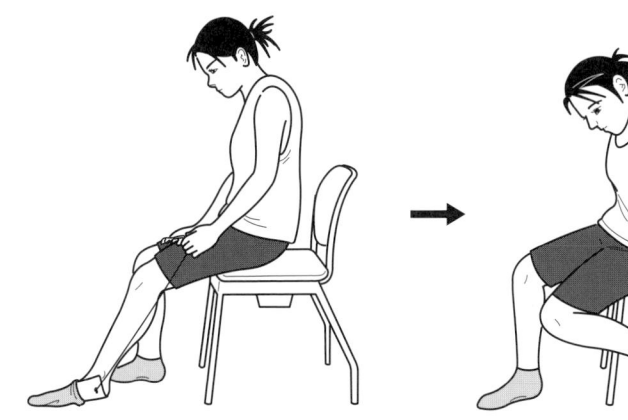

c. 自助具の使い方

図7-7　更衣の自助具
c：自助具を靴下に差し込んで足先を入れて紐をひき（図左），踵は膝を曲げて履きます（図右）．

C. 入　浴

1）浴槽の出入り

股関節が曲がらず足が上がりにくい場合は，椅子やボードを用いて座った状態で足を浴槽に入れる方法（**図7-11a**）や膝を後ろに曲げて入る方法（**図7-11b, c**）があります．

浴槽が深くてまたぎが大変な場合は，浴槽台（**図7-12**）を沈めておいてまたぎやすくすることもあります．動作を安全に行うために，必要な場所に手すりを設置することも有効な方法です（**図7-13**）．

2）浴槽へのしゃがみ

浴槽につかる際に股関節が十分曲がらない場合は，両手で体を支えた状態で脚を前に伸ばしながらゆっくりしゃがむ方法（**図7-14a**）と両膝をついて正座になる

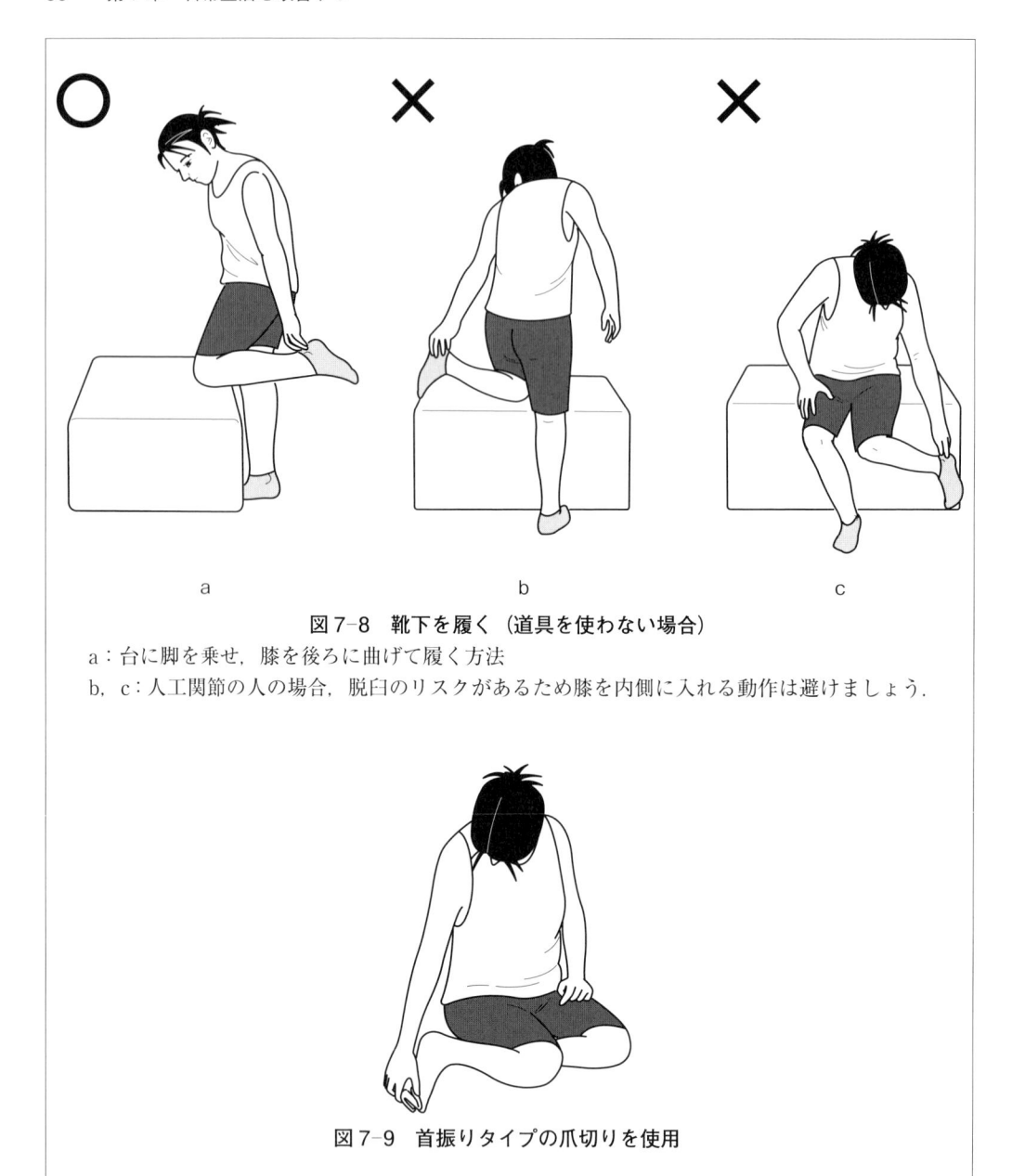

図7-8 靴下を履く（道具を使わない場合）
a：台に脚を乗せ，膝を後ろに曲げて履く方法
b, c：人工関節の人の場合，脱臼のリスクがあるため膝を内側に入れる動作は避けましょう．

図7-9 首振りタイプの爪切りを使用

方法（**図7-14b**）があります．いったん正座をしたのちに可能であれば脚を前に伸ばします．

入浴は全身の血液循環を促進し，疲労回復効果があります．

3）体を洗う

身体を洗うときはシャワー椅子の利用も有効です（**図7-15**）．

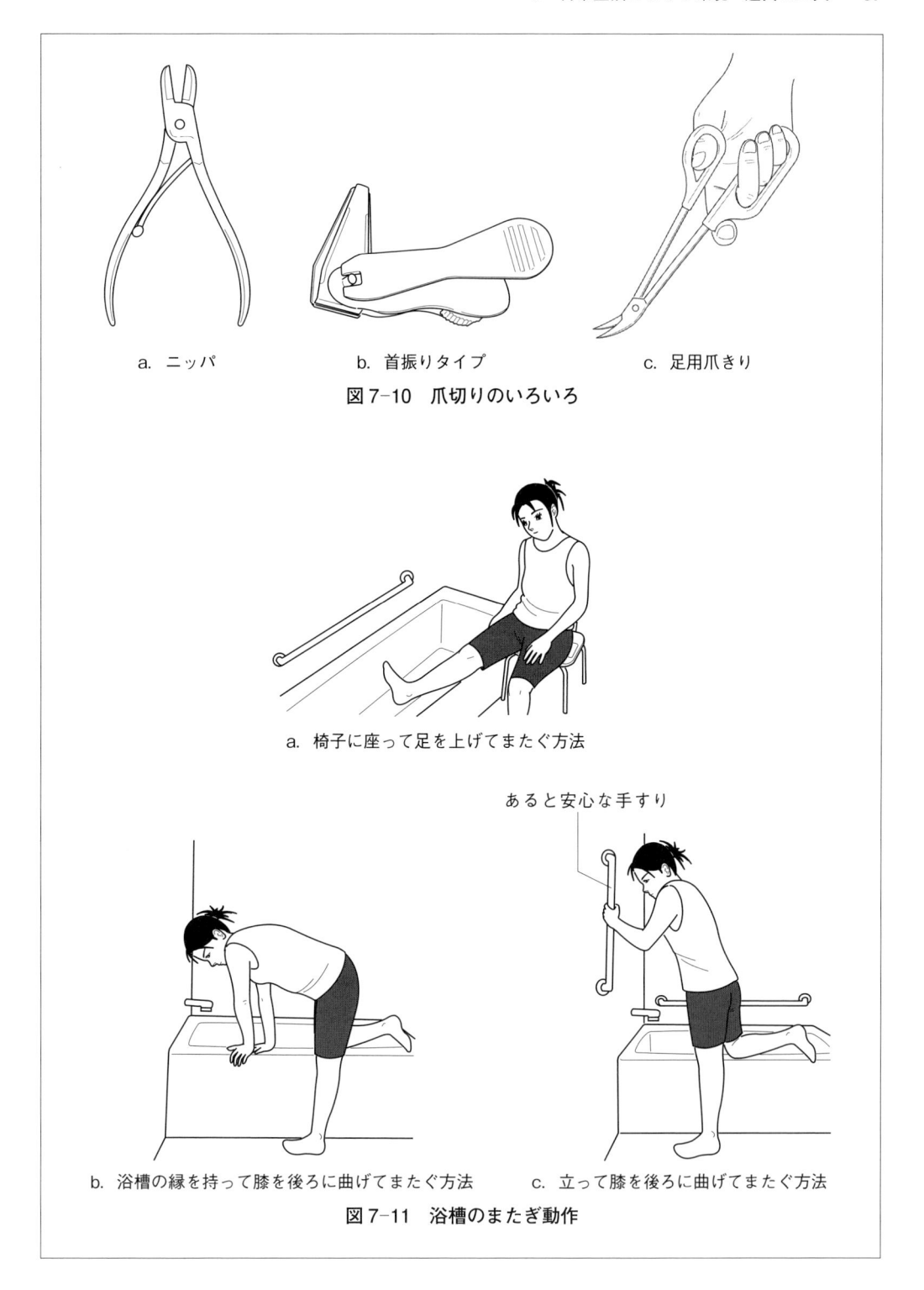

3 日常生活における環境・道具の工夫　67

a. ニッパ　　　　b. 首振りタイプ　　　　c. 足用爪きり

図7-10　爪切りのいろいろ

a. 椅子に座って足を上げてまたぐ方法

あると安心な手すり

b. 浴槽の縁を持って膝を後ろに曲げてまたぐ方法　　c. 立って膝を後ろに曲げてまたぐ方法

図7-11　浴槽のまたぎ動作

図7-12 浴室専用踏み台の使用

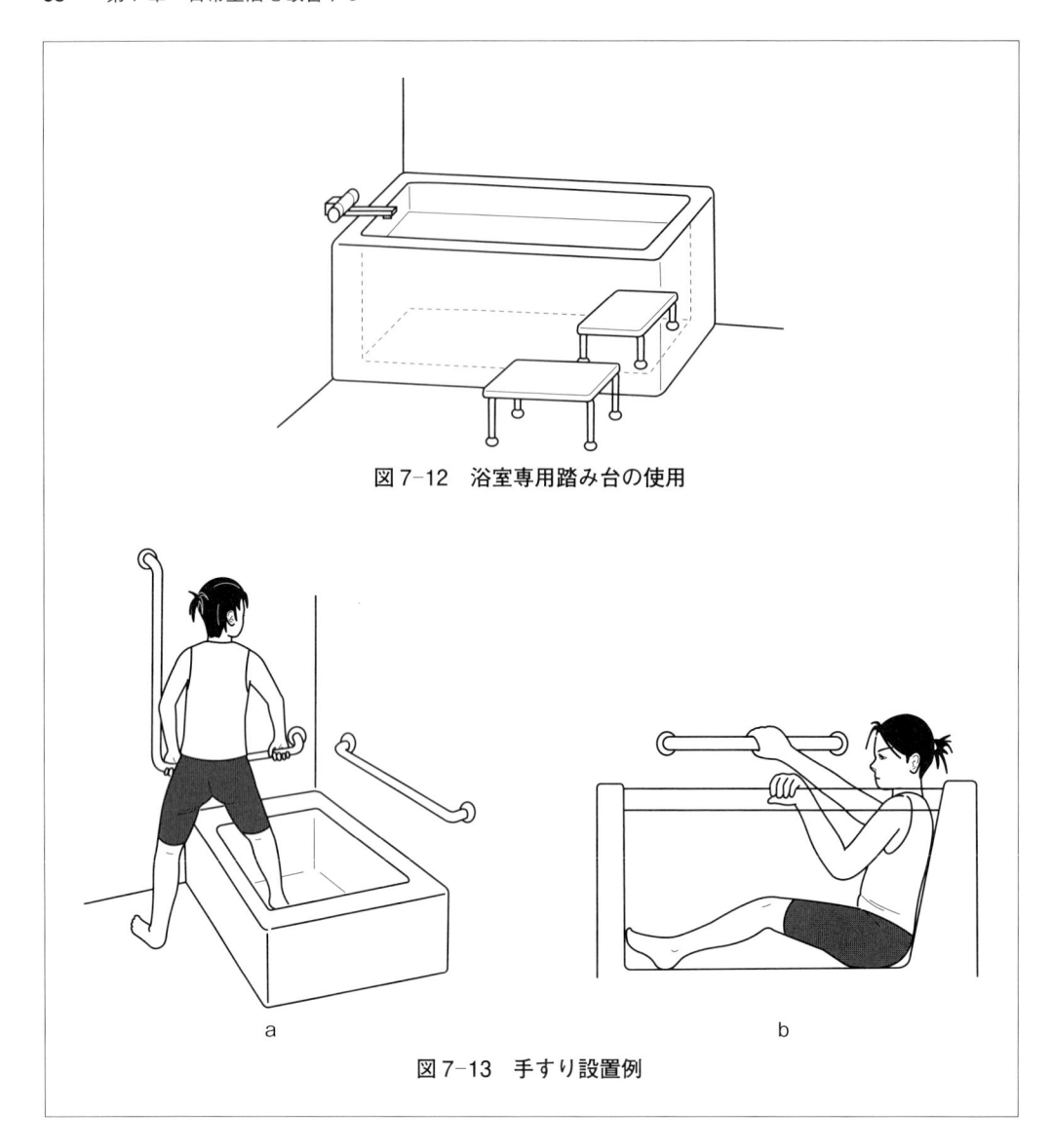

a b

図7-13 手すり設置例

D. トイレ

　トイレは1日に何度も行う動作ですので，洋式の使用をおすすめします．
　便座の高さは立ち上がりがしやすい高さが目安です．一般的には40～43 cmのものが多く使用されます．
　便座が低い場合，土台を上げる方法，補高便座を敷く方法があります．立ち上がりの補助として手すりの利用も有効です（図7-16）．
　やむを得ず，和式トイレを使用する場合は便器の横にティッシュペーパーを敷いて膝をついてするなど立ち座りを含めて安全な方法で行ってください．

a. 股関節が曲がりにくい側の脚を前に伸ばしながらしゃがむ方法

b. 正座しながらしゃがむ方法

図7-14 浴槽内でのしゃがみ動作

図7-15 シャワー椅子の利用

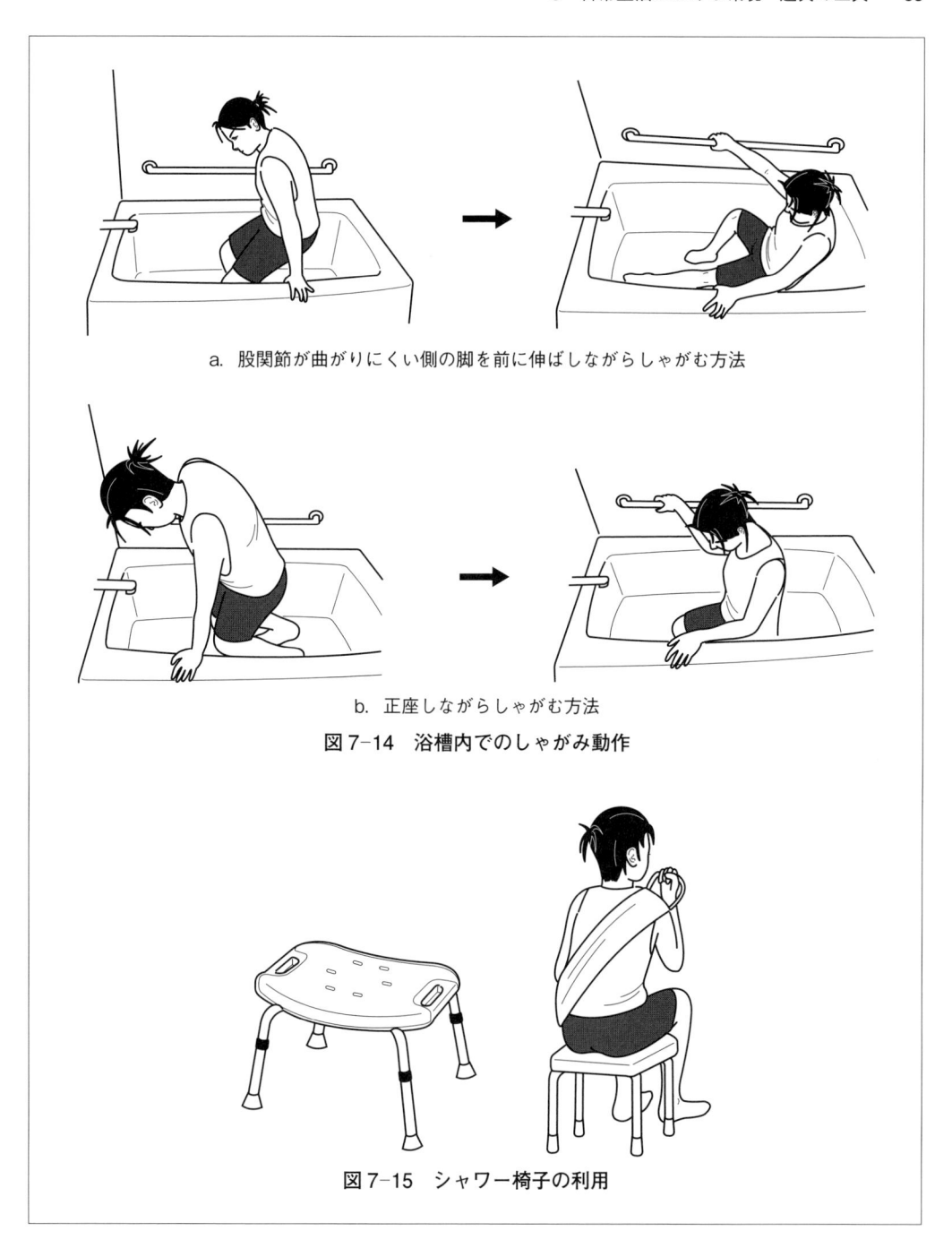

E. 就　寝

　睡眠は1日の身体の疲れをとるのにとても大切な時間です．寝具はリラックスして休めるもの，立ち座りがしやすいものを選択するとよいでしょう．立ち座りしや

70　第7章　日常生活を改善する

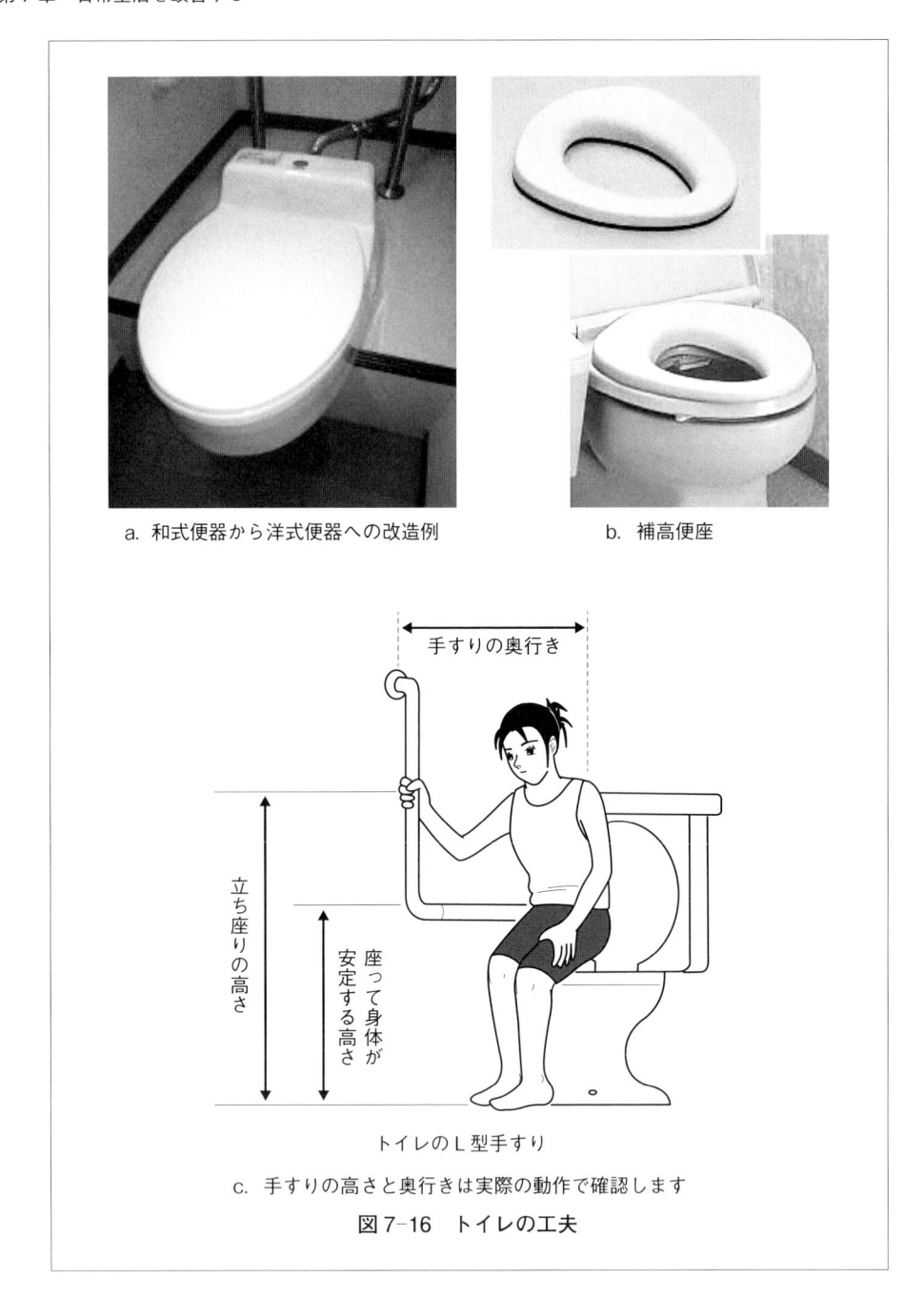

a. 和式便器から洋式便器への改造例　　b. 補高便座

手すりの奥行き

立ち座りの高さ

座って身体が安定する高さ

トイレのL型手すり

c. 手すりの高さと奥行きは実際の動作で確認します

図7-16　トイレの工夫

すいことや布団の上げ下げの手間を考えると，股関節に負担のかかりにくいベッドの利用をおすすめします．

　布団での就寝を好まれる人は横に椅子や台を置くなど，つかまるものを用意しておきましょう．寝起きはふらつきやすく，夜間のトイレなど注意が必要です．

　股関節が伸びにくく，仰向けで腰が反りやすい人は膝の下にクッションを入れた

り，横向きで脚の間に枕を挟むなどリラックスして休める姿勢をみつけましょう．

F. 身体間コミュニケーション

　股関節が十分に開かない場合，正常位でのセックスが困難な場合があります．開脚すると股関節の内側の筋肉が伸ばされて痛みを感じるからです．このような場合は痛みが出ない体位を探します．人工関節は股関節周囲の筋肉がバランスよく働くことで関節の安定性を保っています．ですから，自らの意志に反して急激な外力が加わったり，脱力時に不意に重みがかかるようなことは避けましょう．苦痛を一方的にこらえるのではなく，納得できる体位がみつかるまで両者が協力し合うことが大切です．

　股関節の各方向への可動域を確保しておくことは，妊娠，出産，子育てをとおして非常に重要です．術後も結婚・妊娠・出産し，仲良し夫婦でいる人は大勢います．

4　家事動作，社会参加

A. 炊　事

　流し台は腰をかがめないで作業できる程度の高さがよいです．長時間の立位姿勢で疲れる場合は高い腰掛け椅子を置いておき，股関節や腰への負担を減らします（図7-17）．調味料や調理器具はしゃがまずに取れる場所に収納しておきましょう．

B. 洗　濯

　重い洗濯物は小分けにして運び，階段を利用する場合は手すりをもって段にかごを置きながら運ぶなど工夫しましょう．危険を伴う場合は乾燥機の利用もおすすめします．

C. 掃　除

　床掃除は柄の長い掃除機やモップを利用しましょう．床面に近い手拭きが必要な個所は四つ這いや膝立ちになり安定した姿勢で行います．浴槽の掃除は長い柄のブラシやスポンジを使用したり，膝立ちで行うなど，股関節を深く曲げる動作は避けましょう（図7-18）．

D. 買い物

　食料も買い物袋いっぱいに購入するとかなりの重量になります（図7-19）．店内ではカートを利用し，長時間重いかごを持ち歩かないようにしましょう．店まで自転車を利用する場合はかごの重さでバランスをとられないように，車を利用する場

72　第7章　日常生活を改善する

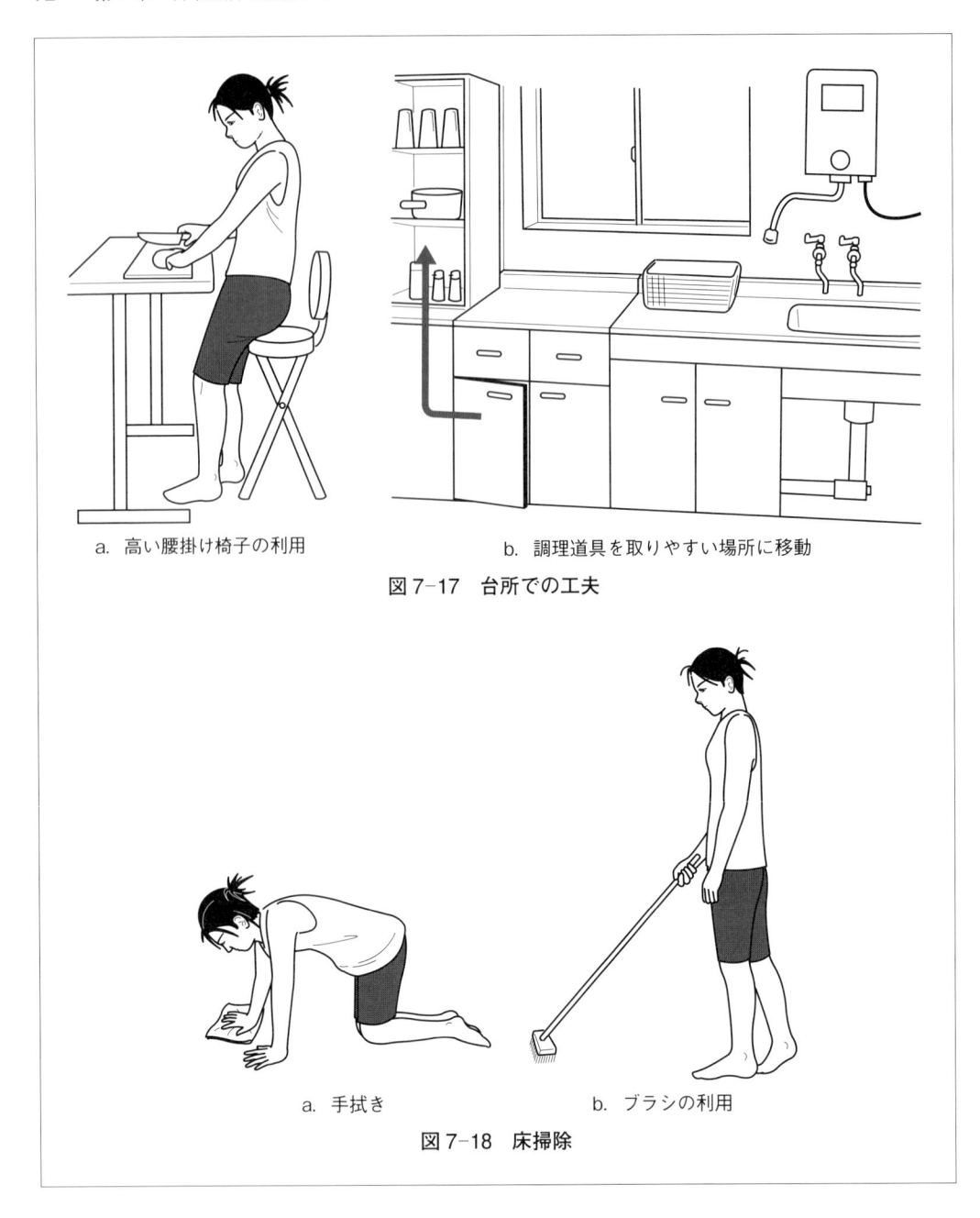

　　a. 高い腰掛け椅子の利用　　　　　b. 調理道具を取りやすい場所に移動

図7-17　台所での工夫

　　a. 手拭き　　　　　b. ブラシの利用

図7-18　床掃除

合は小分けにして積み下ろしをするなど重量物の取り扱いに気を付けましょう．徒歩で行く場合は1回の購入量を少なくしたり，歩行を妨げないようなキャリーバックを利用するなど工夫が必要です．持ち運びの手間を省くために宅配システムを活用する方法もあります．

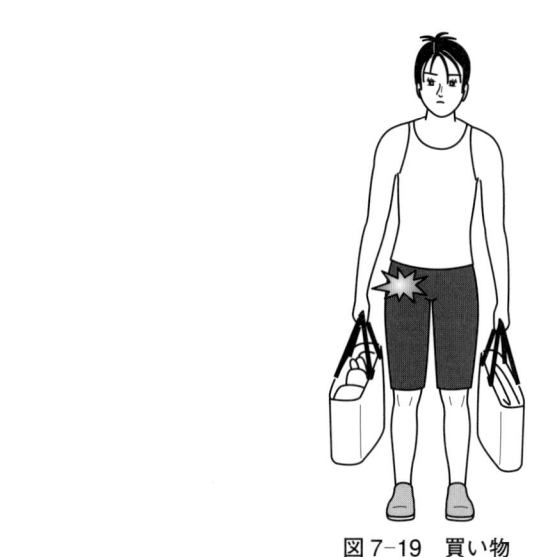

図 7-19 買い物
長時間の重量物の取り扱いは股関節に負担をかけます．

E. 収　納

出し入れの頻度が多いものはしゃがむことなく取れる場所に収納しましょう．季節の変わり目には衣替えやストーブの出し入れなど重いものの移動が増えます．一度に行わず，無理せず人の手を借りることも大切です．

F. 外　出

一歩外に出ると，人の流れや自転車・車の往来，路面の凸凹，横断歩道など気を遣うことが多く，自分のペースで歩きにくいため精神的にも肉体的にも疲れます．このため歩きやすい靴やバックを選択し，なるべく身軽な格好で出かけることをおすすめします．

体力に自信のないうちはあらかじめ帰宅までのルートを想定し，翌日に疲れの残らない範囲での外出を心がけましょう．

バスや電車など公共交通機関を利用する際は比較的余裕をもって行動し，階段や人ごみ，揺れなど周りの環境の変化に対応できるよう，日頃からトレーニングをしておきましょう．杖は必要に応じて使用しますが，他人に気遣ってもらえるようにお守り代わりにもっておくのもよいでしょう．

G. 自動車の運転

座高の低い車への立ち座りは両脚そろえて行い，手の支えも利用して股関節への

負担を減らしましょう．とくに人工股関節の人の場合は片脚での乗り降りや過度の股関節の屈曲を避けます．運転では急ブレーキが必要な場面ですばやく反応できるか，ペダルを踏み込む力が十分あるかを確認したうえで安全運転を心がけてください．

長時間運転した後は股関節が伸びにくくなることがあります．急に立ち上って歩き出すと腰痛や股関節痛を招く場合もあります．あらかじめ足腰を動かし，一呼吸おいてからゆっくり歩きだすようにしましょう．

H. 自転車

自転車の乗り降りや漕ぎ出し，停止が安定して行えるなど，安全に操作できることが条件です．人工股関節を入れている人でも買い物などに自転車を利用している人は多くいます．人工股関節術を受けた人は必ず医師に相談のうえ，どの時期から乗ってよいか確認してください．

I. スポーツ

ゴルフや水泳，登山などさまざまなスポーツを楽しむ人も多くいます．内容によっては股関節に負荷がかかる動作を繰り返すことで変形を強めたり，人工股関節の寿命が短くなるなどのリスクもあります．

股関節の状態が悪くならないためにと慎重になるあまり，やりたいこともやれずに我慢ばかりの日常を過ごすのではなく，医師と相談したうえで股関節とうまくつきあいながら余暇を楽しみましょう．

セラピストへのメッセージ

本章では，主に人工股関節術後における日常生活動作（ADL）と生活関連動作（APDL）について安全面を配慮した動作や環境の工夫について紹介しました．紹介した内容は，ごく一般的な人を対象としたものです．実際の臨床場面では，個別の評価に基づいた動作方法を選択して指導してください．とくに，両側の股関節機能障害や他に合併する機能障害がある場合には，その障害にあった独自の動作指導や環境調整が必要になると思います．

また，人工股関節の人への脱臼予防における動作指導については，主に後方アプローチによる手術を受けた人に対しての動作について紹介しています．脱臼肢位や制限角度は手術の侵入方法や骨頭の大きさ，軟部組織の硬さなどによっても異なるため，主治医の指示のもとで個々にあった脱臼予防の動作指導を行うようにしてください．

（辻　融枝）

第8章

水中運動のすすめ

　股関節症の人は痛みのためスポーツや日常の活動が制限されるので，全身の柔軟性や筋力の低下が起こりやすくなります．プールなどで行える水中運動は股関節に負担をかけずに全身の運動ができるので，股関節症の人にとっては最も適した運動といえます．水の特性と水中運動の特徴をよく理解することが水中運動の効果につながります．本章はこの点について解説するとともに水中運動の実際を紹介します．

1　水の特性

A．水　温

　水は空気よりも熱を伝えやすい性質があり，冷たい水温では体温は奪われやすく，熱い温度では体は火照ってしまいます．水中では陸上より体温のコントロールが必要になります．運動を行うと少なからず体温が上昇しますので，水泳など強い強度の運動には26℃程度の水温で行います．水中歩行などアクアエクササイズは30℃前後の水温で行います．体温以上の温水浴では，温熱効果によりリラクセーション効果，循環改善，柔軟性の改善が期待できます．

B．浮　力

　「アルキメデスの法則」によれば，水中に沈んだ体積の水の重さ分に等しい大きさの浮力が上向きに働きます．深い水位では浮力が優位となり，浅い水位では重力が優位となります．水中での立位のときの下肢への荷重は，水深が首までで体重をほとんど感じなくなり，胸部で体重の1/3程度，臍部で1/2程度になります．

C．抵　抗

　水の密度は空気の約830倍，粘性は約44倍なので，水中運動では空気中の約19倍の粘性抵抗を受けます．この粘性抵抗は速度が速くなるとほぼ速度の2乗に比例して大きくなります．また，動くものの形により抵抗は増減します．水中で速く走

れないのは水の抵抗が大きいからです．

D. 静水圧

　静水圧により水深が深くなるほど体にかかる水圧が高くなります．水深1mのところでは空気中より0.1気圧高い水圧を受けます．胸にかかる水圧は呼吸が努力性になることで呼吸機能を改善し，下肢にかかる水圧はむくみの軽減や循環改善に効果があります．

2　水中運動の特徴

A. 水慣れ

　水中は陸上とは異なった環境であり，水の特性が体にさまざまな影響を及ぼします．水温・水圧は呼吸・循環機能に影響を及ぼしますので，水に入る前に軽い準備体操など十分心身の準備をするとよいでしょう．浮力と抵抗により，陸上で運動するのとは違った身体の使い方になります．したがって，「水慣れ」といわれるように，少しずつ水に慣れる必要があります．水中でうまく動けないと運動の効果も半減してしまいます．もしかしたら，水中運動はこりごりだと思うかもしれません．少しずつ「水慣れ」をすることにより，安心して水中で楽に動けるようになり楽しく水中運動が行えるようになります．

B. 関節にかかる負担

　水中での関節にかかる負担は，水面から出ている部分の重さと筋力が関節に及ぼす力の合計になります．浮力により関節にかかる重さは減りますが，水中で速く動こうとすると陸上よりも筋力を必要とするので関節の負担が大きくなります．筋力を強化するためには水の抵抗は適切ですが，関節には負担がかかるため股関節の状態に合わせて運動を行う必要があります．<u>水中運動には，ゆっくり動かせば楽に大きく動くことができ，速く動かせば抵抗運動となり筋力の向上が図れる</u>という特徴があります．

C. 水中運動の利点

　水中では，陸上で困難な運動や動きが可能になります．たとえば，ジャンプ動作は陸上では股関節に過度な負担がかかる動作になりますが，水中では浮力があるために比較的楽に行えます．陸上ではバランスを崩しやすい応用的な歩行，たとえば横歩きや大股歩きといった歩行が可能になります．荷重痛がある場合にも，水中では股関節への負担が少ないことで左右対称的な運動が可能になります．また，股関

図 8-1 基本姿勢

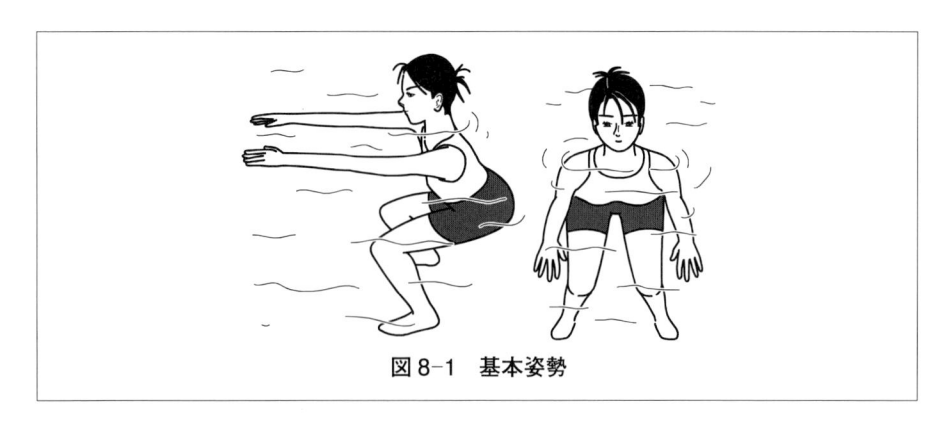

節だけでなく，全身の運動が行えるために，バランスよく筋力や持久力を獲得することが可能になります．

水中では水圧や水温により，陸上よりもエネルギー消費が大きいといわれています．プールから上がった後，全身の疲労感を感じるのはそのためです．股関節症の人は，体重コントロールが大切になります．その点でも，水中運動は効率的な運動といえます．

3 水中トレーニングの実際

A．基本姿勢（図 8-1）

水中では，股関節・膝関節を曲げて両手を前方へ伸ばし，楽に安定を保てる姿勢が基本になります．このときつま先と膝の向きをそろえます．最初は手すりにつかまったり，壁に寄り掛かったりして姿勢を保つことができます．水慣れのために，この姿勢で水面に息を吹きかけたり，顔をつけたりして，水に対しての恐怖心を軽減させます．次に，この姿勢を保ったまま，膝の屈伸や足踏み，両足でのジャンプやジャンプをしながらその場で 1 回転する動作をすることで，バランスの練習をします．その際に，腹部に力が入りにくい場合は，身体が後方へ流れていく傾向がありますので注意してください．

B．立位姿勢（図 8-2）

痛みや筋力低下により立位姿勢が崩れている場合があります．水中では関節にかかる負担が減ることで容易によい姿勢をとることができます．最初に，両足底が全体的に接地していることを確認します．次に，左右の足底に同じように体重がかかるように意識して，前後左右ともに対称的な立位姿勢をとります．とくに，腰部が過剰に反らないように，臍部を中心とした腹部に力を入れて姿勢を作ります．

図 8-2 立位姿勢

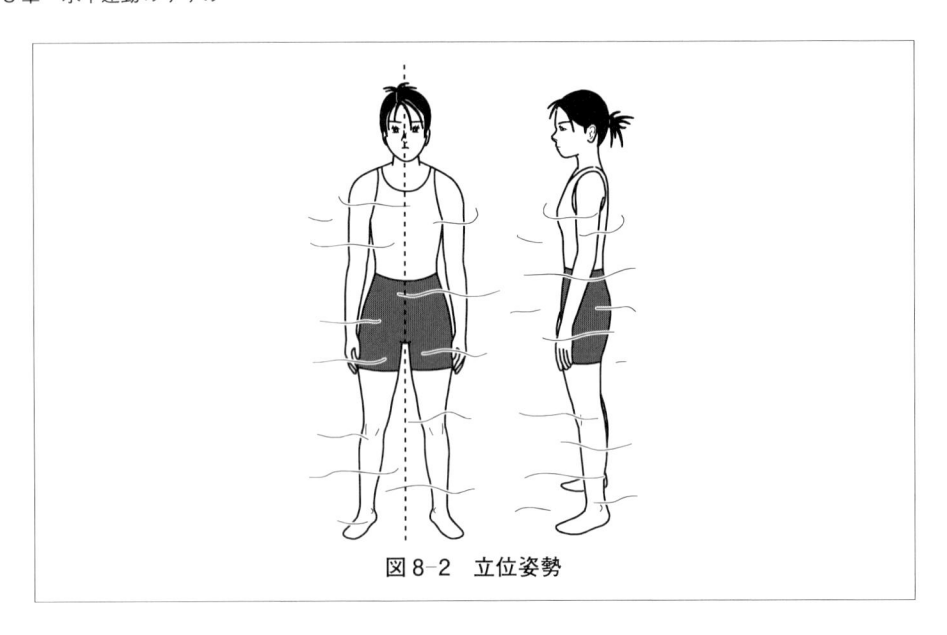

C. ストレッチ

　水中でのストレッチは，陸上よりも荷重の負担が少なく，浮力により楽に伸ばせます．ただし，浮力により姿勢が不安定になる場合には，手すりなどにつかまって自分の姿勢を安定させて行います．

　股関節の内側を伸ばすためには，なるべく大きく脚を開いて，ゆっくりしゃがむように膝を曲げていきます．その際に，足先はなるべく外側を向くように，上半身が前に傾かないように行います（図8-3）．大腿部の内側後面を伸ばすためには，可能な範囲で両脚を大きく開いた状態で片側に体重を移動させて，反対側の膝を伸ばします（図8-4）．アキレス腱のストレッチは，脚を1歩下げ，下げた足部の踵を床につけるようにして伸ばします（図8-5）．大腿前面のストレッチは立位で片側の足首をつかんで膝を曲げます（図8-6）．片方の膝を抱える（抱えられない人は腿を上げる）ことで殿部の後方を伸ばすとともに立っているほうの股関節前面を伸ばすことができます．このとき，立っているほうの膝を曲げないようにします（図8-7）．また股関節以外にも，頸部・肩周囲・手足関節など，全身のストレッチを行います．

D. スクワット（図8-8）

　股関節と膝関節の協調した運動を行います．肩幅程度に足を開き，つま先は少し外側に向けて立ちます．膝はつま先の方向に向けながらしゃがむ動作を行います．このとき殿部を後方に下げながら行います．殿部の水着が伸びることで確認できます．バランスをとるために体は前方に傾きます．膝が前方に動きすぎると股関節の

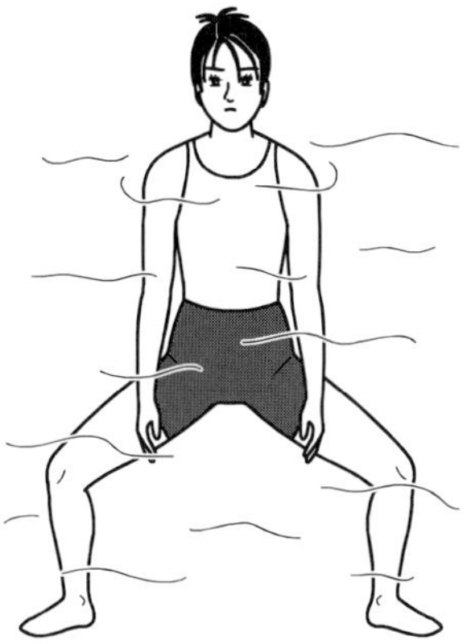

3 水中トレーニングの実際   79

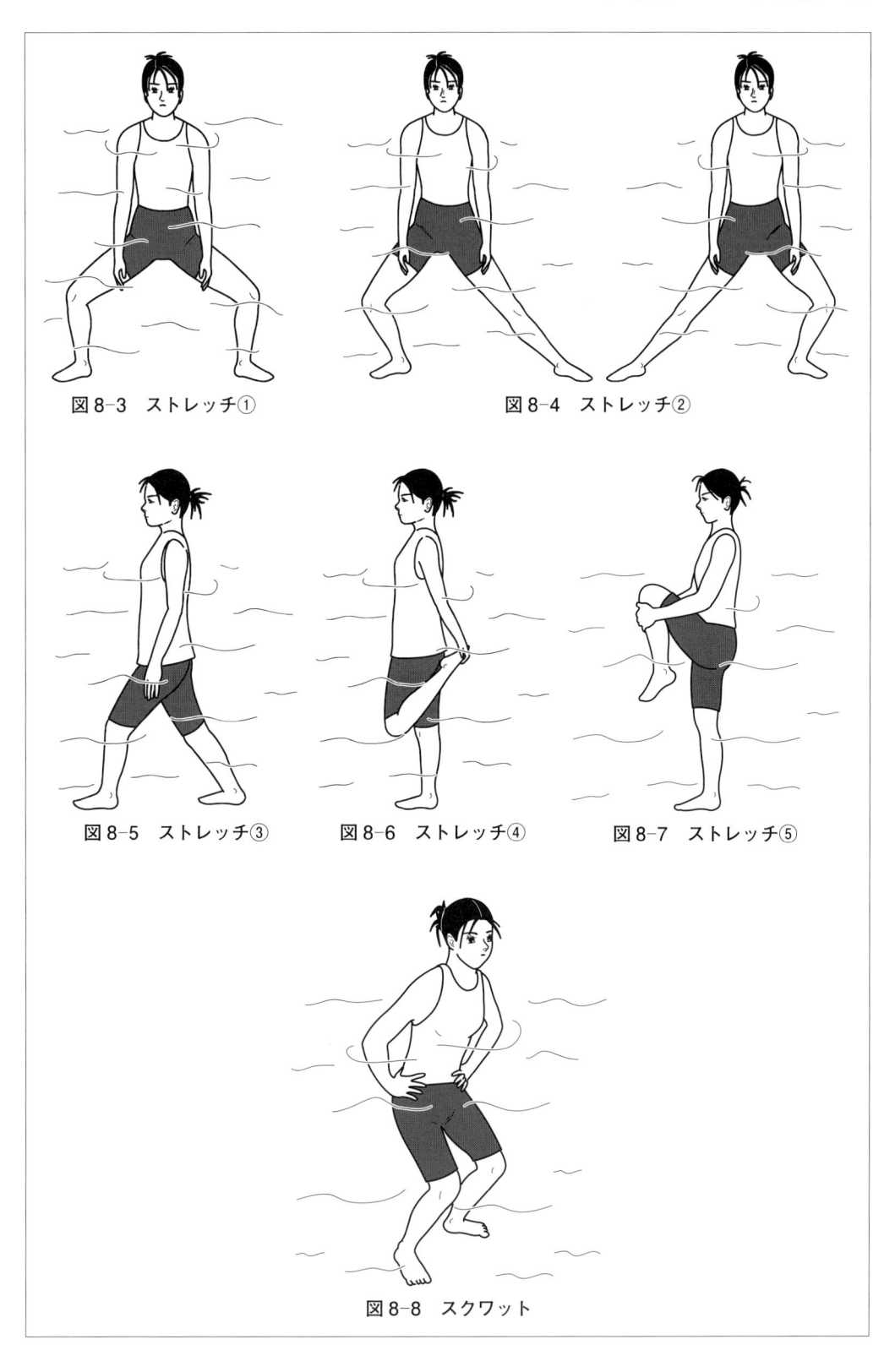

図8-3 ストレッチ①

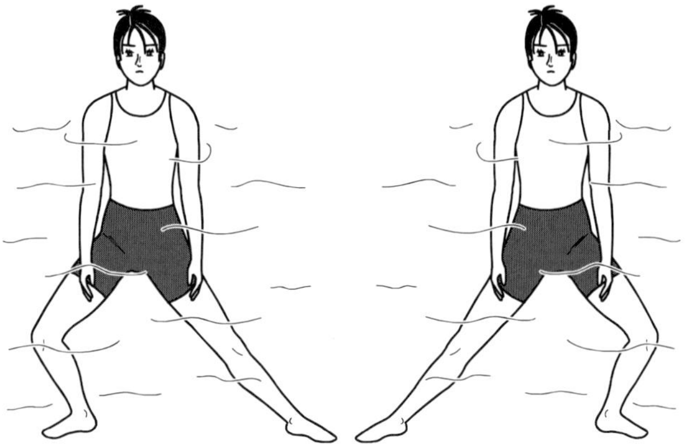

図8-4 ストレッチ②

図8-5 ストレッチ③

図8-6 ストレッチ④

図8-7 ストレッチ⑤

図8-8 スクワット

図 8-9 体幹回旋運動

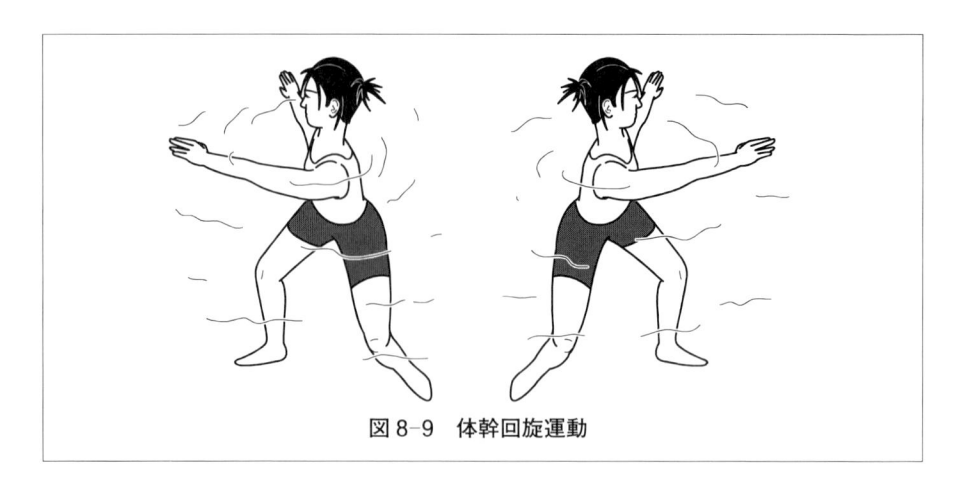

動きが少なくなります．

E. 体幹の回旋運動（図 8-9）

　体幹の安定性を得ることで股関節の運動性が向上します．両手を伸ばして，腕を左右に振りながら，全身を回旋させます．腕で大きく水をかき分けて，水流を作るように行います．その際に，身体が不安定にならないように，両足でしっかり踏ん張って行います．膝の向きを変えないように行うことで股関節への負荷を増やすことができます．

F. 骨盤運動

　股関節と腰部の協調した運動を行います．

1）回旋運動（図 8-10）

　骨盤に両手を当てて，腰で円を描くようにしながら骨盤を回します．前後左右各方向へ，ゆっくり大きく行います．

2）前傾後傾運動（図 8-11）

　骨盤に両手を当てて，お臍を前に出すようにしながら軽く腰が反るように骨盤を前傾します．その後，今度は逆にお臍を引っ込めるように骨盤を後傾します．その際には，腰の反りが減り，背中が丸くなるように行います．

　動きが少なくてわかりにくいのですが，壁に上半身をもたれて行うと比較的骨盤の動きがわかりやすくなります．

3）立位体重移動

　陸上では体を傾けて片脚で立つ習慣が体に身についています．バランスのよい片脚立ちを目指します．最初に左右への体重移動を練習します．ゆっくり左右へ体重移動を繰り返しながら，反対の下肢を浮かせていきます．その際に，上半身が左右

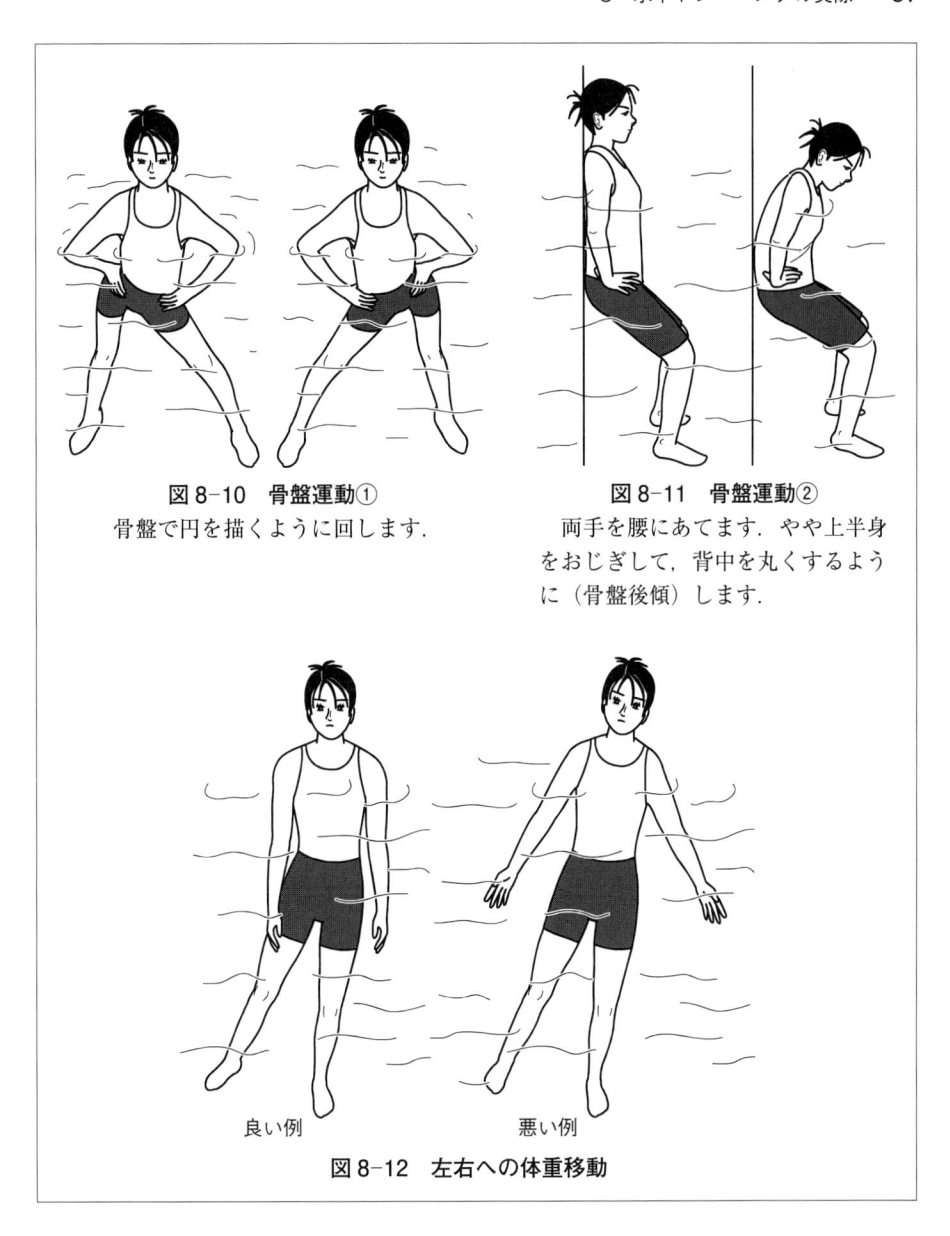

図 8-10 骨盤運動①
骨盤で円を描くように回します.

図 8-11 骨盤運動②
両手を腰にあてます. やや上半身をおじぎして, 背中を丸くするように (骨盤後傾) します.

良い例　　悪い例
図 8-12 左右への体重移動

に傾かないように, まっすぐにします (図 8-12). 体重移動に慣れたら, 片側を浮かせて片脚立位を行います. 片脚立位で止まることができたら, 浮かせた足を動かしてバランスをとる練習を行ってください (図 8-13).

G. ステップ動作 (図 8-14)

歩行の準備として行います. 左右方向に加え前後方向のバランスが要求される運動です. 前後の体重移動を練習します. 片脚を 1 歩前に出して, 体重を前に出した脚へ移動していきます (図 8-14a, b). このときに頭の重さが股関節の上に乗る

図 8-13　片脚立位バランス

図 8-14　ステップ動作

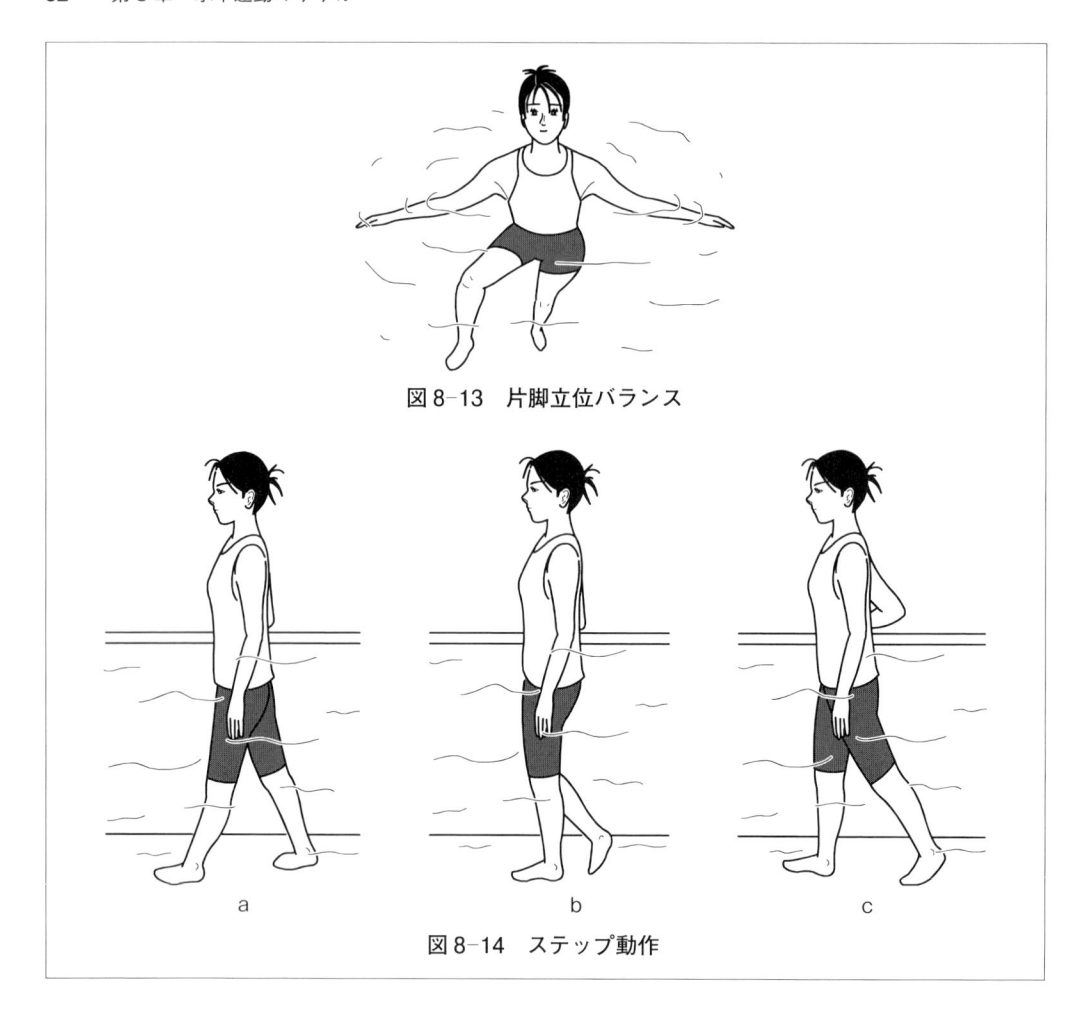

ようにします．前方への体重移動が可能になると後方の脚が浮いてきます．次に，その脚を前方に1歩踏み出します．その際に，上半身を伸ばすようにしながら，体重がかかった股関節を十分に後方へ伸ばしてください（図8-14c）．踵をなるべく床につけておくように意識するとよいでしょう．股関節が伸びない場合には，膝が曲がったり踵が早く上がったり，上半身がおじぎしやすくなります．

H. 歩　行

　陸上ではさまざまな理由で杖に頼って歩いていても，水中では杖なしで歩くことができます．楽に歩くことができるので長時間の歩行が可能になります．しかし，水中の歩行は浮力や水の抵抗の影響でバランスがとりにくく進みにくい面があります．その場合，浅いところで行ったり，壁際や手すりにつかまって行うなどしましょう．水中歩行を行う水深は胸のあたりがよく，腰の水深では浮力が小さく股関節にかかる負担が大きくなり効果が少なくなります．首のあたりの水深では浮力が大き

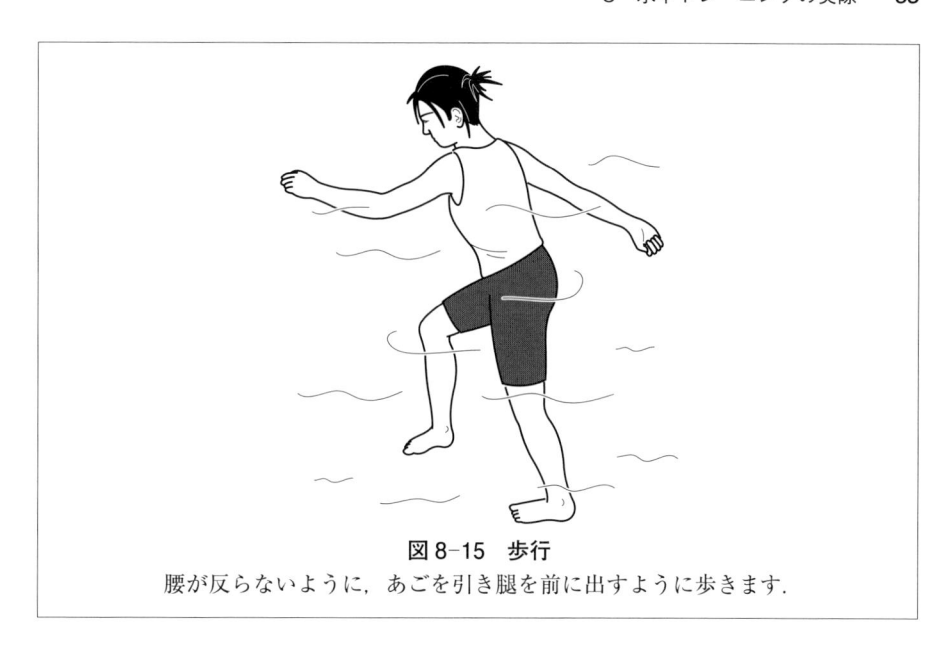

図 8-15 歩行
腰が反らないように，あごを引き腿を前に出すように歩きます．

くなりかえって動きづらくなります．水中で速く歩こうとすると，股関節にかかる負担が大きくなり股関節痛を引き起こすことがありますので，注意が必要です．

歩き方は前方，後方，側方など，さまざまなバリエーションを練習しましょう．

前方に歩く場合，最初は，普段行っている歩幅で行います．注意する点として，前方に歩くときは水の抵抗を受けて腰が反りやすくなるため腰痛を引き起こすことがあります．あごを引き，腹部に力を入れて若干前かがみに大腿部を前に出すように意識するとよいでしょう．その際に，踏み出した脚は踵から接地し，爪先から蹴り出す感じで歩いてください．爪先と膝の向きは合わせましょう．両手は，歩行のリズムに合わせて交互にしっかり振りましょう（**図 8-15**）．水を集めるように腕を動かす，腕を速く振ったり，左右に振ることもよいでしょう．大股歩行は，可能な範囲で前方へ脚を振り出していきます．その際，上半身を大きくねじるように手を振ると脚が振り出しやすくなります（**図 8-16**）．下肢の筋力を鍛えるために，一歩脚を出すごとにしゃがむ動作を入れて歩くこともできます．

側方に歩く場合（横歩き），骨盤を水平に保ったまま可能な範囲で真横に脚を開きながら移動します．開きすぎると腰が反ってしまうので注意が必要です．つま先は外側に向けるとよいでしょう．このときも膝の向きとつま先の向きを合わせるようにしましょう．腕は左右に大きく伸ばします（**図 8-17**）．横歩きは，脚の内側の筋肉を伸ばし，股関節の外側の筋力を鍛えることができます．

後方に歩く場合，膝を曲げて，後方にもたれるようにしながら後ろに歩きます．腕は前方に伸ばして行います（**図 8-18**）．後ろ歩きは比較的楽に行え，腰部のリラクセーション効果もあります．

図 8-16　大股歩行

図 8-17　横歩き

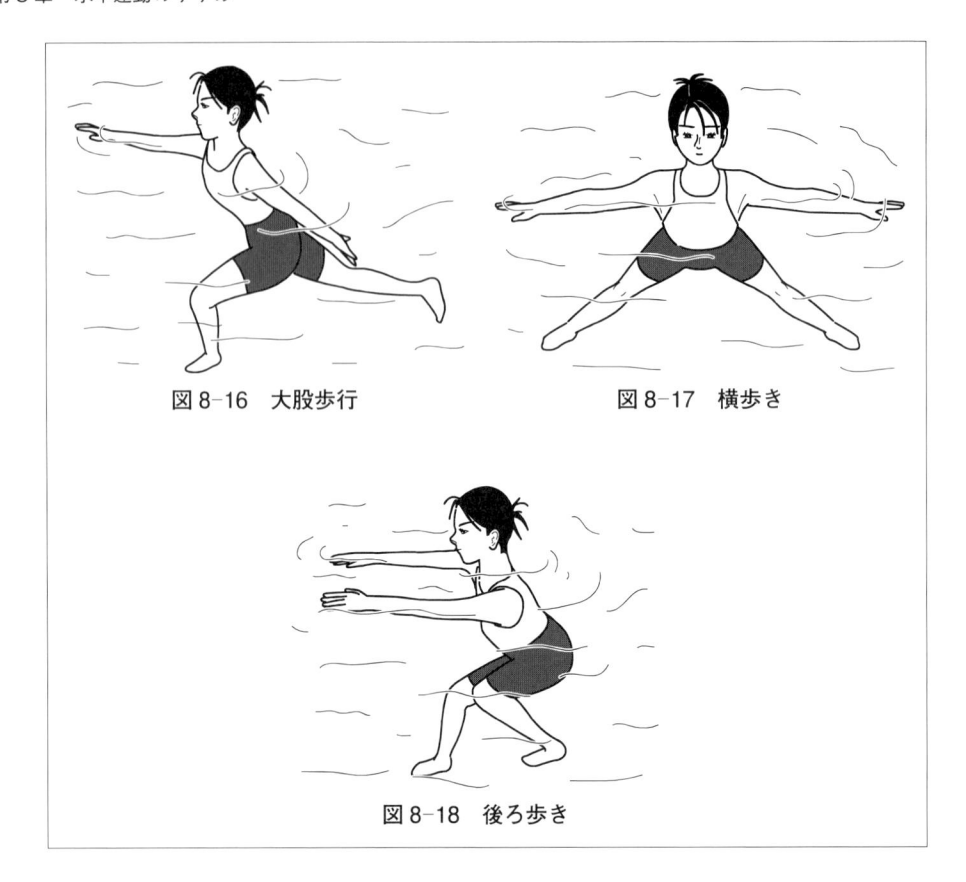

図 8-18　後ろ歩き

I. 水　泳

　水泳は水中歩行同様に股関節の負担を減らして行える運動です．全身運動として効果的で運動量の確保，呼吸・循環の向上も図れます．注意する点は，泳ぐ姿勢や泳ぎ方によっては頭を持ち上げたり腰が反りやすくなり首痛や腰痛を引き起こす恐れがあること，速く脚を動かすと股関節にかかる負担が増加して股関節痛が生じることです．

　浮き身はリラクセーション効果があります．水面に浮かぶことに慣れることで全身の力を抜くことができます．その状態から軽く手足を動かして進むこともできます．背浮きは浮き具を利用することもできます．このときに脚が沈んでしまう人は脚にも浮き具を使い腰が反ってしまうのを防ぐ必要があります（**図 8-19**）．進む場合，腕を水面から出さずに動かしましょう．臥し浮きはプールサイドやビート板を用いて行うこともできます．このときに顔を上げて行うと腰が反ってしまうので顔を水につけて行います．顔を上げて呼吸すると首や腰を痛めますので，呼吸は立って行います．バタ足をすることもできます（**図 8-20**）．

　泳法はクロールか背泳ぎがよいでしょう．泳ぎ方によっては首や腰を痛めること

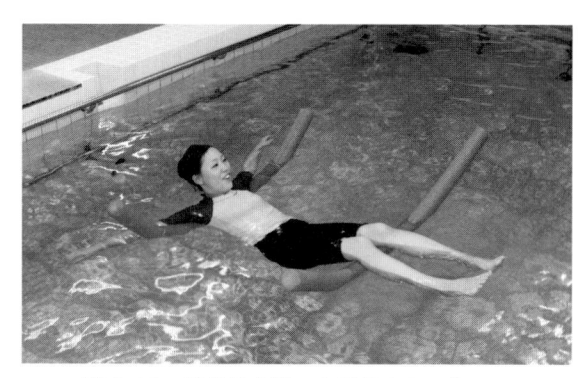

図8-19　浮き具を用いたリラクセーション

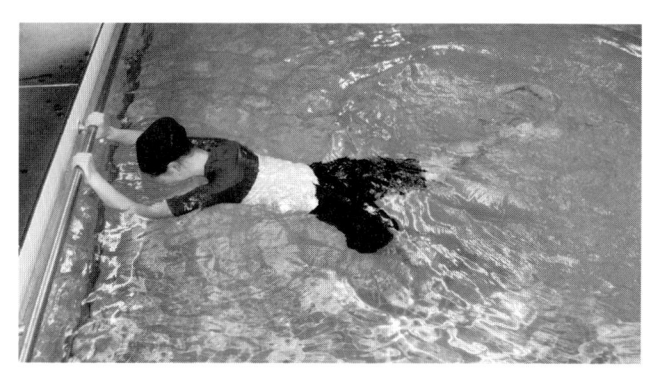

図8-20　バタ足

があるので専門家の指導を受けましょう．

セラピストへのメッセージ

　手術後の水中運動療法について補足します．術後の患者さんは，痛みや手術部位を過剰に保護する傾向があるため，非対称的な姿勢をとりやすくなっています．健側の下肢や体幹を過剰に使用するために，過緊張状態になっていることもあります．また，さまざまな動作は上肢の支持によって行われることが多く，体幹の支持機能を使う機会が少ないことも特徴です．

　このような状態に対しては，水中運動療法が非常に効果的です．水中では浮力の影響により弱い筋力でも股関節の支持性が得られるため，<u>手術部分を過剰に保護する必要がなくなり，健側の過剰な緊張も緩むので対称的な運動を行うことが可能になります</u>．また，姿勢保持のために上肢の支持は不要になるので，体幹の安定性と運動性を促通することもできます．

　神奈川リハビリテーション病院では，THAやRAOの術後プログラムの中にプールでの運動療法を取り入れています．THAでは2週目から，RAOでは3週目か

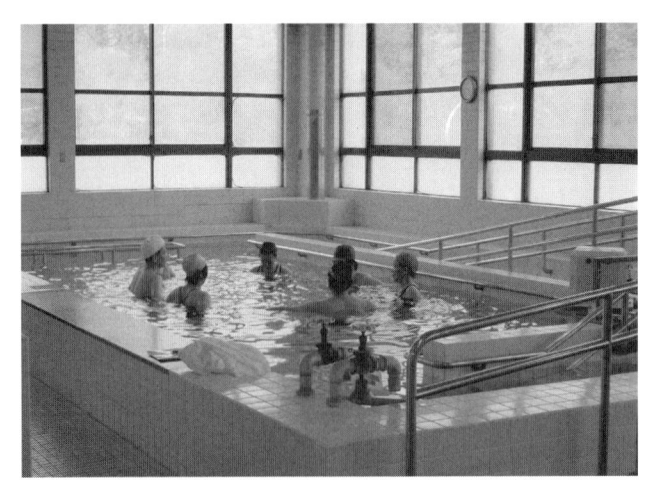

図 8-21 理学療法場面

表 8-1 グループトレーニングの標準的な流れ

担当セラピストからプール担当セラピストへの情報提供
担当セラピストによる健康チェック
専用車椅子によるシャワー使用
スロープ，リフトによる入水
出席確認と状態確認
リラクセーション
姿勢・動作指導
歩行練習

らほぼ全員がプールに入ります．使用している室内プールは，10 m×5 m 程度の温水プールで，水温は約 35〜36℃に保たれています．基本的な水深は，胸部（110 cm, 1/3 荷重相当）に調整しています．荷重制限や低身長の人などに対応するため，水深を臍部（90 cm, 1/2 荷重相当）に調整する時間帯もあります．

手術後のトレーニングスケジュールは，30 分程度のグループトレーニングを 1 週間，その後 2 週間自主トレーニングを行っています．グループトレーニングはプール担当の理学療法士の指導のもとに行います（図 8-21）．グループトレーニングの標準的な流れを表 8-1 に示します．不安や恐怖心を取り除くために基本的な要素である水慣れから応用歩行まで，レクリエーションの要素も取り入れながら行っていきます．以後の自己トレーニングのために，それぞれの運動の目的を説明し，姿勢や歩行の自己チェックの方法を指導します．

手術後の水中運動には，浮力によって弱い筋力でも楽に動作が行えるため立位姿勢と歩行能力の改善が図れること，水圧による循環改善や温熱によるリラクセーション効果が得られること，荷重制限のある手術に対して免荷した運動が行えること，退院後も続けることができることなど数多くの利点があります．

（相馬光一）

第9章

手術後のリハビリテーション

　手術後のリハビリテーションについて，理学療法プログラムを中心に紹介します．神奈川リハビリテーション病院では人工股関節全置換術（Total Hip Arthroplasty：THA）と臼蓋回転骨切り術（Rotational Acetabular Osteotomy：RAO）が多く行われています．それに加えて最近では，股関節鏡視下手術も行われています（第10章を参照）．

　当院の理学療法プログラムの特徴は，術後早期からの段階的なリハビリテーションと退院後自己管理法の習得にあります．水中運動療法を取り入れていることも特徴です．術後のプログラムに沿って説明していきます．

　※この章はセラピスト向けに説明しています．股関節症の人には専門用語など少しわかりにくい表現がありますがご了承ください．なお，歩行獲得，歩容改善に向けた理学療法の過程については，第6章を参照してください．

1　理学療法プログラム

A. 術前の理学療法

　当院では，手術前に理学療法を1～2日間施行します．内容は手術前評価と術後プログラムのオリエンテーションです．術前評価の項目は，可動域，筋力，脚長差，姿勢，歩行能力（歩容，スピード），日常生活活動制限の有無などです．姿勢評価は，臥位・座位・立位における特徴（アライメント）を評価します．その他にX線画像所見もチェックします．術前の状態を把握することはもちろん，手術による股関節の変化を予測し，また股関節を手術することで姿勢の特徴がどのように変化するかを予測します．術前の姿勢，歩容が術後にも大きく反映されるので，詳細な評価は重要です．股関節運動の特徴を評価する際，姿勢やX線画像と照らし合わせながら全身的な患者さんの動きとあわせて傾向をとらえておきます．

　術前から股関節および身体がどのような姿勢の構えをとって動作を行っているのか，その傾向・特徴を評価しておくことは術後理学療法を進めていくうえで大きな

表 9-1 術後理学療法プログラム

人工股関節全置換術（THA）

術前評価	手術1日目	2日目	3日目	1週	2週	3・4週	5週
	ベッドサイド	ベッドサイド 車椅子	理学療法室 平行棒	ロフ杖	可及的T字杖	全荷重 T字杖	退院

- プール ───────────▶
- 関節可動域拡大 ──────────────────▶
- 筋力強化 ──────────────────▶
- 起居動作 ─────────────▶
- 階段昇降 ─────────────▶
- エルゴメーター ──────────▶

臼蓋回転骨切り術（RAO）

術前評価	手術1日目	1週	2週	3週	4週	5週	6週	7週	8週
	ベッドサイド	理学療法室 起立台	理学療法室 車椅子	免荷歩行	1/3荷重 平行棒	1/2荷重 両松葉杖	2/3荷重 片松葉杖	全荷重 T字杖	退院

- 深いプール ──▶ 浅いプール ──▶ プール終了
- 関節可動域拡大 ──────────────────────▶
- 筋力強化 ──────────────────────▶
- 起居動作 ───────────────────▶
- エルゴメーター ──────▶
- 階段昇降 ──────▶

ヒントとなりえます．

術後プログラムのオリエンテーションでは，とくにベッド上背臥位保持にて生じる問題について説明を行います．腰痛の対策や深部静脈血栓の予防について説明し，ベッド上での運動を実際に行い指導します．具体的な運動方法は後で述べます．

B. 術後の理学療法プログラム

当院では現在，人工股関節全置換術（以下，THA）は術後 5 週間，臼蓋回転骨切り術（以下，RAO）は 8 週のプログラムとなっています（**表 9-1**）．プログラムの詳細を紹介します．

1) THA

THA では，手術翌日からベッド上での理学療法を行います．内容については RAO のプログラムの中で紹介します．術後 2 日目に車椅子に乗ります．車椅子への移乗は 1 人で行えるよう指導します．術後 3 日目から理学療法室で，平行棒での歩行練習を開始します．

術後 7 日目でロフストランド杖歩行（**図 9-1**），術後 14 日目で T 字杖歩行（**図 9-2**）と進めます．この時期から水中運動療法を開始し，3 週間継続します．水中

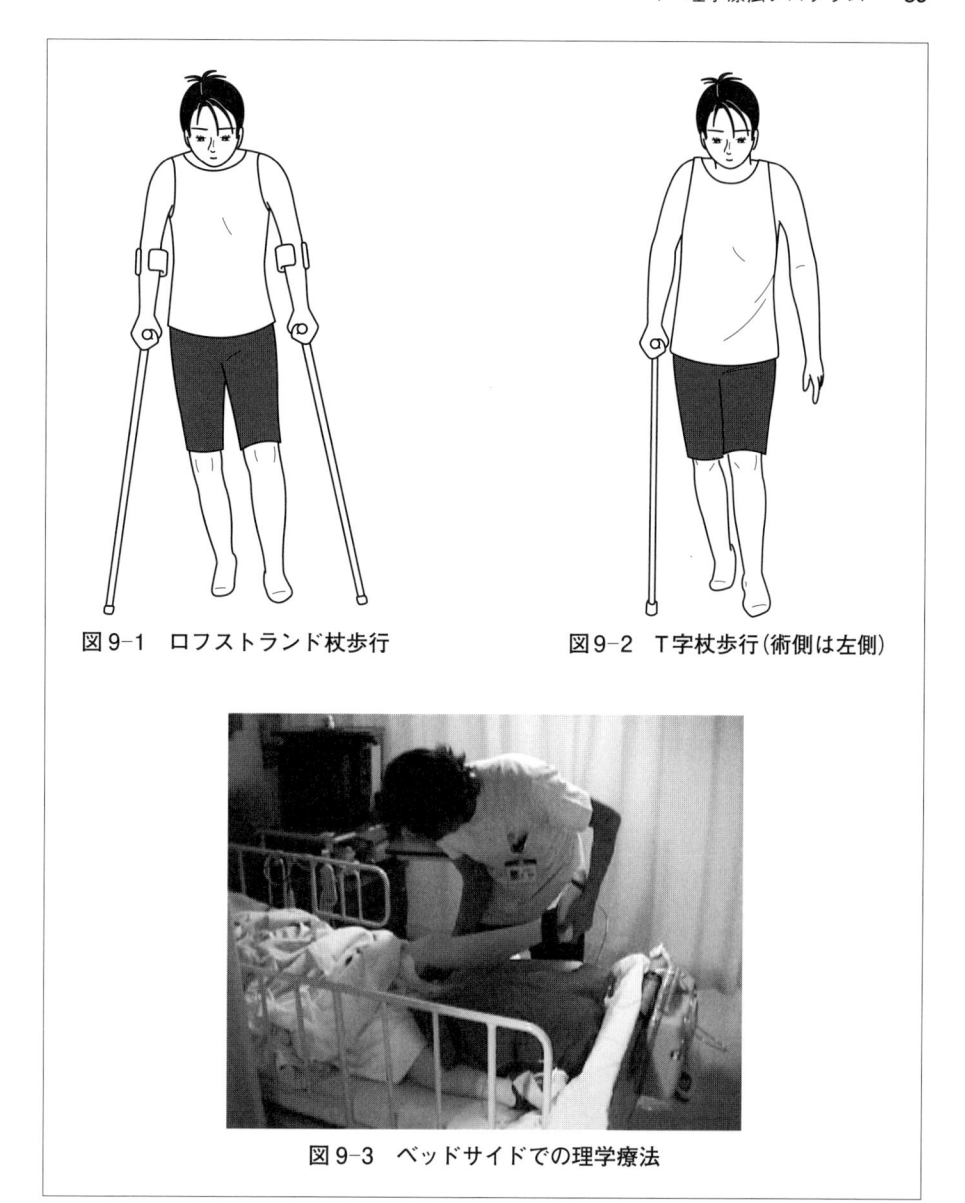

図9-1　ロフストランド杖歩行

図9-2　T字杖歩行（術側は左側）

図9-3　ベッドサイドでの理学療法

　運動療法が身体に与える影響については，第8章を参照してください．日常生活動作では，自分で腹臥位（術側を上にして寝返る）になり正座をとることが許可されます．階段昇降の練習も開始します．
　術後21日になると，退院後の生活を想定した床へのしゃがみ・立ちを指導します．この時期よりエルゴメーター（固定自転車）も開始となります．術後28日目には術側下にしての寝返りも可能になります．退院に向けて，家屋内の状況にあわせた日常生活活動の練習を行い，必要ならば生活様式の改善のアドバイスも行います．術後35日で退院となります．

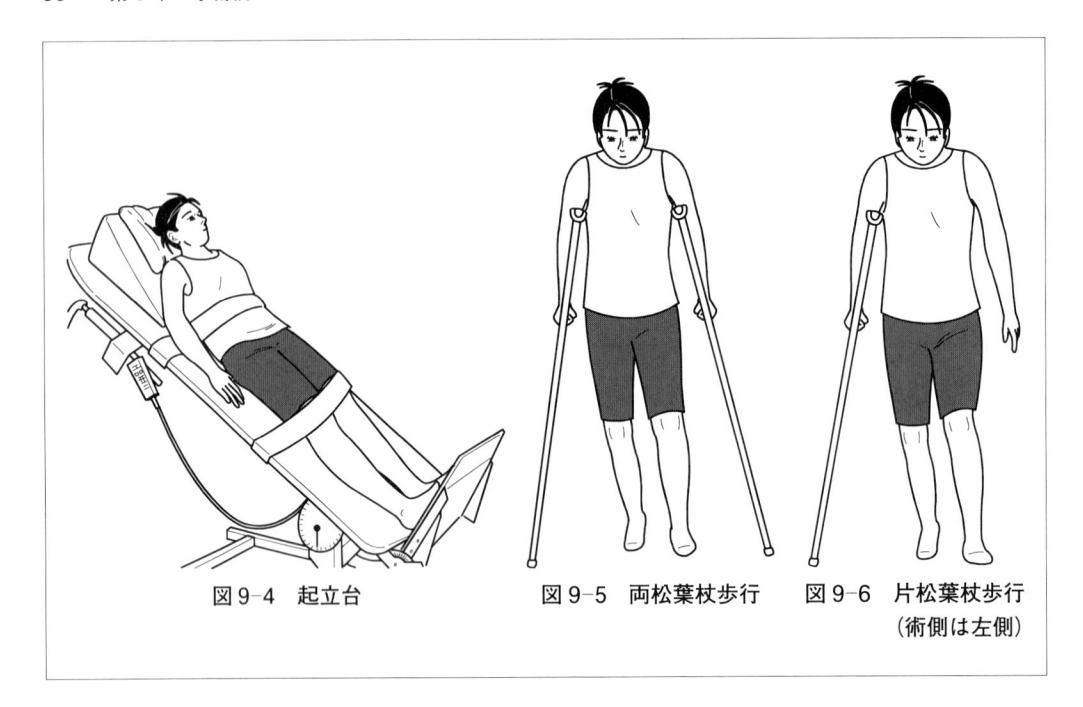

図9-4 起立台　　図9-5 両松葉杖歩行　　図9-6 片松葉杖歩行
（術側は左側）

2) RAO

RAOは，術後1週間まで病棟にてベッド上で理学療法を行います（図9-3）。ベッドサイドでは，可能な範囲で大腿四頭筋の等尺性運動や足関節の底背屈運動を行います。足関節の底背屈運動は，深部静脈血栓の予防目的でもあります。その他，背臥位管理で生じる問題として腰背部痛があります。これについては，股関節がなるべく動かない範囲での体幹の屈伸および回旋運動を指導します。その他，沈下性肺炎について深呼吸の指導，腓骨神経の圧迫による腓骨神経麻痺についてチェックします。

7日目から起立台が開始となります（図9-4）。病棟でストレッチャーに移り理学療法室に来室となります。起立台は30°の傾斜から開始し，5日間で60°まで上がります。術後14日目で車椅子に乗ります。

28日目より体重の1/3部分荷重が開始となります。この時期から水中運動療法を開始し，3週間継続します。また自分で手術側を上にして寝返り，腹臥位になることが許可されます。35日目より1/2部分荷重となり，両松葉杖歩行（図9-5）が開始になります。日常生活動作では正座をとれるようになり，階段昇降や床へのしゃがみ・立ちを指導します。この時期よりエルゴメーター（固定自転車）も開始となります。

42日目より2/3部分荷重となり，片松葉杖歩行が開始になります。術側下肢と反対側の松葉杖を一緒に振り出す歩き方です（図9-6）。術後49日目より全荷重が開始となります。術側下肢と反対の手にT字杖をついて歩く歩行練習が開始となり

図 9-7 術後理学療法の考え方

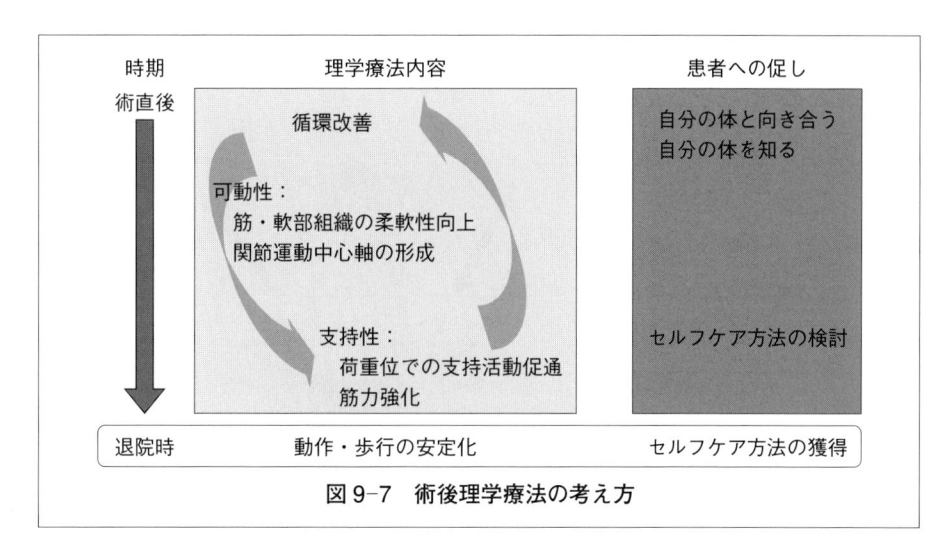

ます（図 9-3）．退院に向けて，家屋内の状況にあわせた日常生活活動の練習を行い，必要ならば生活様式の改善のアドバイスも行います．術後 56 日で退院となります．

C. 退院時評価とホームプログラム

THA，RAO とも退院時評価として，疼痛，可動域，筋力，歩行能力，日常生活活動制限など術前に行ったものと同様の評価を行います．退院時には，関節可動域，筋力ともまだ回復は不十分な場合が多いので，評価に基づいたホームプログラムを指導します．第 4, 5, 6, 7, 8 章を参照ください．また，退院後 1 カ月の外来受診にあわせて理学療法評価も行い，必要であればホームプログラムの変更も行います．

2　理学療法における基本的な考え方と留意点

A. 術後理学療法の考え方

基本の考え方は，手術直後から退院時まで，股関節の循環改善を促し，可動性を拡大するために筋・軟部組織の柔軟性を向上し，股関節運動中心軸を形成していくということです．支持性を向上するためには，荷重位での支持性活動促通，筋力強化を行います．この理学療法の過程で，股関節症の人には自分の体と向き合い，自分の体を知ってもらいセルフケアの方法を検討していきます．退院時には動作，歩行の安定性を獲得し，セルフケア方法を獲得することを目標としています（図 9-7）．

B. 理学療法における留意点

股関節の重要な機能は，疼痛がなく可動性，支持性を有していることです．股関

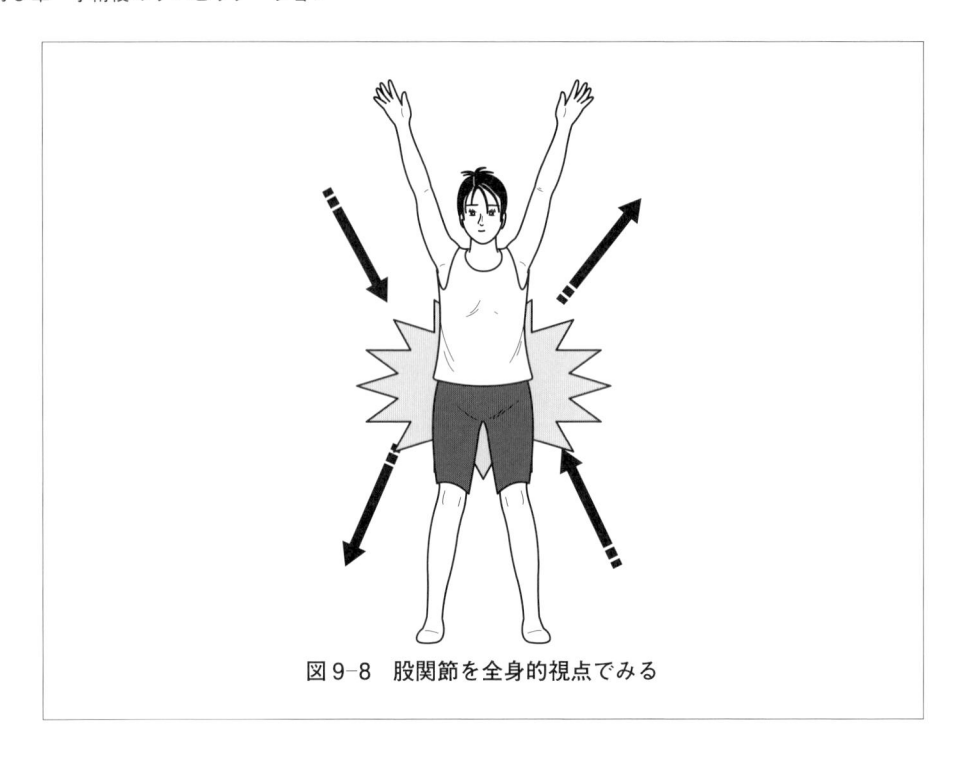

図9-8 股関節を全身的視点でみる

節に機能不全が起きると，連鎖して全身の機能へ波及します．術後のリハビリテーションでは，これらの重要な機能を獲得していくことを目標にしています．

術後の理学療法の過程では，当然ながら股関節の機能を向上していくことが大切です．それと同時に考えなければならないのは，われわれが実際に動いていく姿勢や動作をみると，股関節―骨盤―体幹（腰椎）の機能的な連結や可動性が重要となるということです．股関節を局所的にみることは大切です．それだけでなく全身的視点として，全身の身体運動の中の股関節としてとらえることが必要です（図9-8）．

3　理学療法アプローチの実際　～歩行の獲得に向けて～

ここでは，手術直後から退院までの臨床場面における理学療法アプローチの実際を紹介します．まず痛みに対するアプローチと可動域を改善するアプローチを紹介し，次に良好な動作を獲得していくための方法を体幹―骨盤―股関節の連結を高めるという視点で詳しく解説します．

A．疼痛に対するアプローチ

手術直後は，手術侵襲により疼痛・腫脹・熱感などがみられます．しかし，個人差があり程度はさまざまです．この影響により，股関節深層筋での安定が得られず表層筋が過度に収縮し，柔軟性が低下していることが多いです．とくに，大腿筋膜

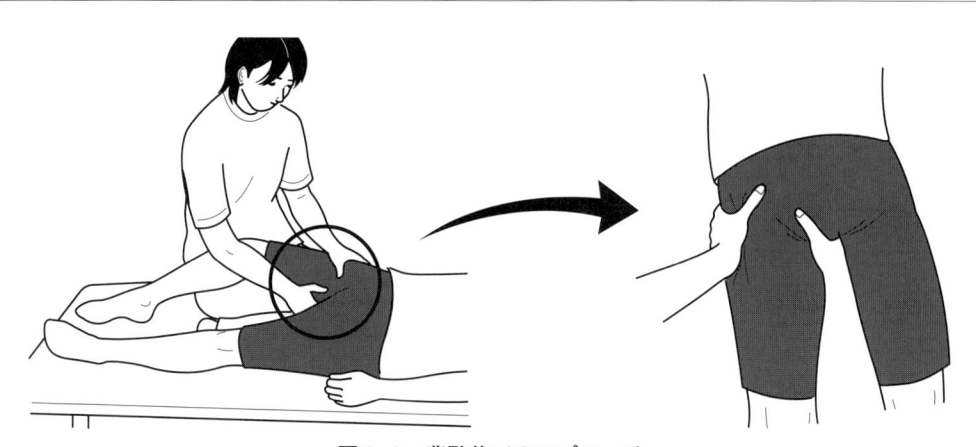

図 9-9 背臥位でのアプローチ
　股関節前面の表層にある，大腿筋膜張筋，大腿直筋，内転筋は過度に収縮していることが多いです．股関節の運動軸に対し，股関節軽度屈曲位で少しずつ回旋を入れながら動かしていくことでリラクセーションを図ります．緊張が高い筋には徒手にて伸張を加えます．

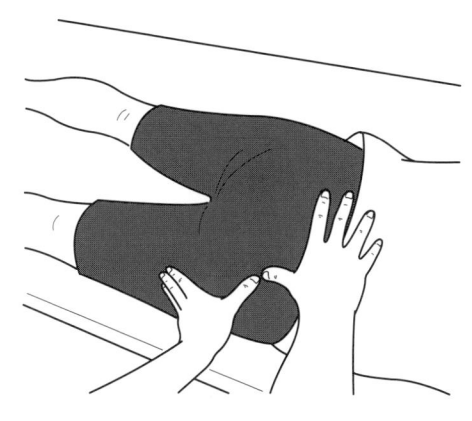

図 9-10 腹臥位でのアプローチ
　股関節後面の外旋筋は緊張が高く圧痛を伴うことが多いです．筋硬結部に対し直接アプローチし，殿部後面の回旋筋群を含めた軟部組織の柔軟性を十分に引き出していきます．

張筋や大腿直筋，内転筋群などの疼痛を訴えている場合があり，股関節周囲筋の筋緊張やアライメントを整えるとともに循環改善を図ることが非常に重要となります．
　大腿筋膜張筋や大腿直筋，内転筋群などの表層筋を過度に収縮して関節運動が起こると，深層筋が十分に働かなく筋収縮にアンバランスが生じ，股関節の回転中心軸が定まらないことがあります．股関節自動運動時に不安定となり，さらに表層筋は過度に収縮します．この時期には，背臥位や腹臥位で股関節の運動軸を意識しながら，とくに過度に収縮している表層筋のリラクセーションを行い，回旋筋群を含めた軟部組織の柔軟性を引き出していきます（**図 9-9，10**）．

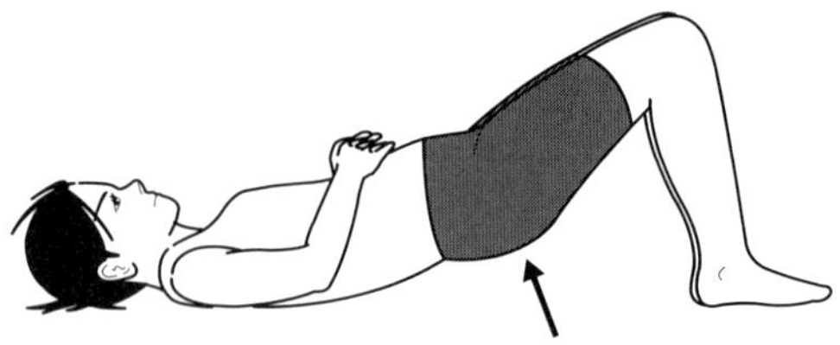

図9-11 ブリッジ運動
骨盤後傾,腰椎後弯とともに大殿筋の活動を促します.

B. 可動性を獲得するための方法

術直後から積極的に腹臥位姿勢をとる目的は,股関節の伸展制限は荷重期における歩容に影響を及ぼす1つの要因となるので,股関節前面筋の伸張性を保つためです.腹臥位になることで,股関節外旋筋群にアプローチすることが容易になります.とくに梨状筋の柔軟性を引き出すことで,回旋可動域の拡大を目的にするほかに,屈曲可動域の拡大を目的にします.

大腿直筋の過度な収縮に加え脊柱起立筋に過度な収縮を伴っていることが多く,股関節では軽度屈曲位で骨盤前傾位となり,腰椎は前弯をとることがみられます.このため腰痛を訴えることも少なくありません.股関節屈曲位を改善するには腰椎後弯,骨盤後傾方向への運動が必要です.この運動を引き出すためにブリッジ運動を行います(図9-11).

ブリッジ運動は,骨盤後傾から始まり股関節は伸展運動の方向へ,そして腰椎は後弯方向の運動へつながることを確実に行います.殿部を高く上げる必要はありません.この運動は骨盤後傾時に大殿筋の活動を伴い,また腹筋群が活動することを目標にします.

C. 動作を獲得していくためのアプローチ 〜体幹—骨盤—股関節の連結を高めるために〜

1) 臥位でのアプローチ

術後早期に行う運動を紹介します.臥位で行う運動は,術側股関節の屈曲・伸展の自動運動を目的に,ロールを用います(図9-12).この時にも骨盤後傾,腰椎後弯を伴うように行います.その他に股関節外転の自動運動を開始します.背臥位でスライドボード(表面が滑りやすい板)を用いて股関節の外内転運動を行います(図9-13).

四つ這いでは,脊柱全体の屈伸運動や股関節の屈伸運動を行います(図9-14).脊柱の運動は,腹部筋群の活動を伴うよう行い,腰椎—骨盤—股関節の連結を意識

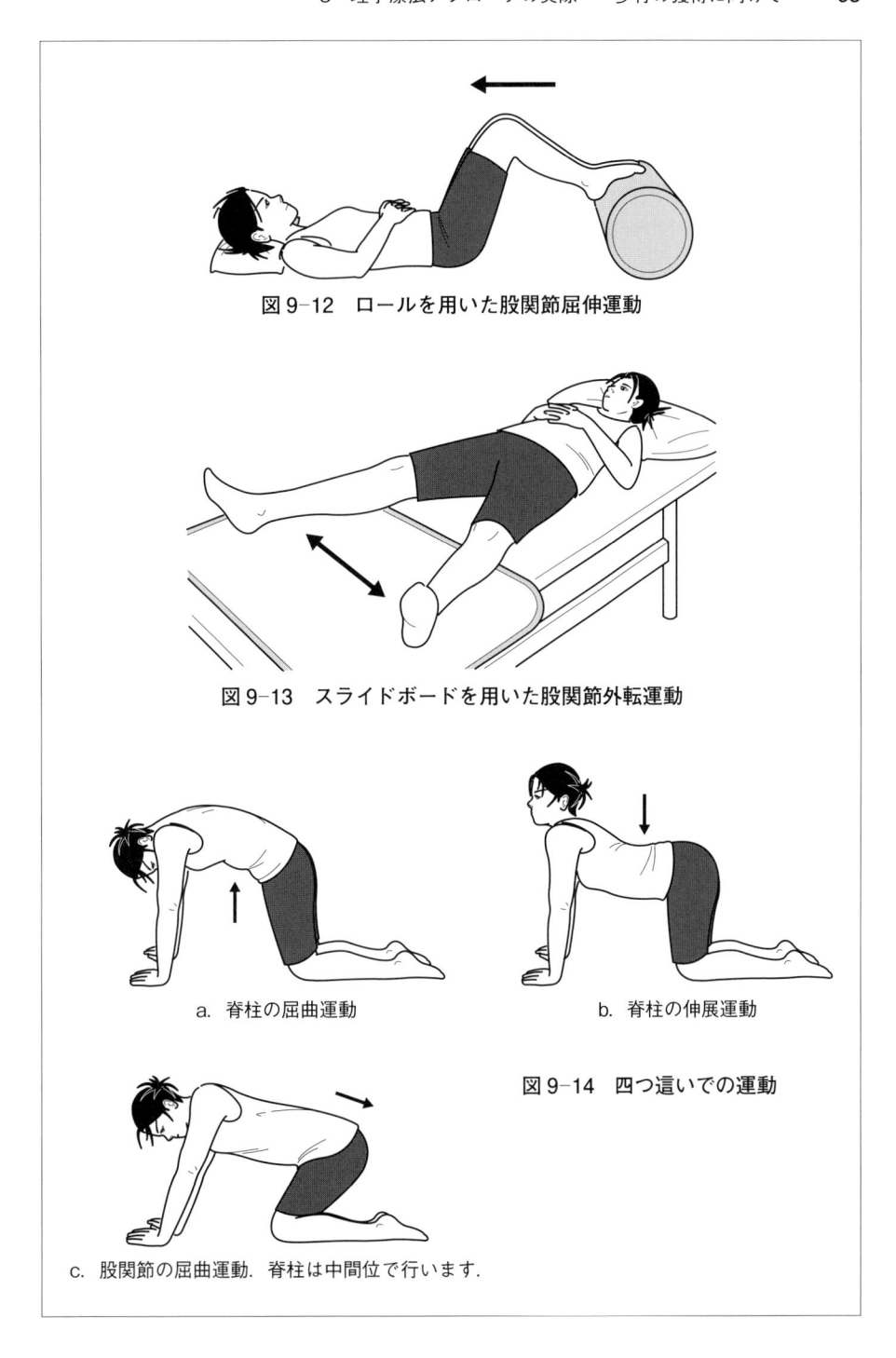

図 9-12 ロールを用いた股関節屈伸運動

図 9-13 スライドボードを用いた股関節外転運動

a. 脊柱の屈曲運動

b. 脊柱の伸展運動

図 9-14 四つ這いでの運動

c. 股関節の屈曲運動. 脊柱は中間位で行います.

して行います.四つ這いから後方へ殿部を引くことで股関節の屈伸運動を行います.屈曲時にはなるべく反動を用いずに行います.可動域を拡大する目的ではないので,できる範囲の可動域で構いません.

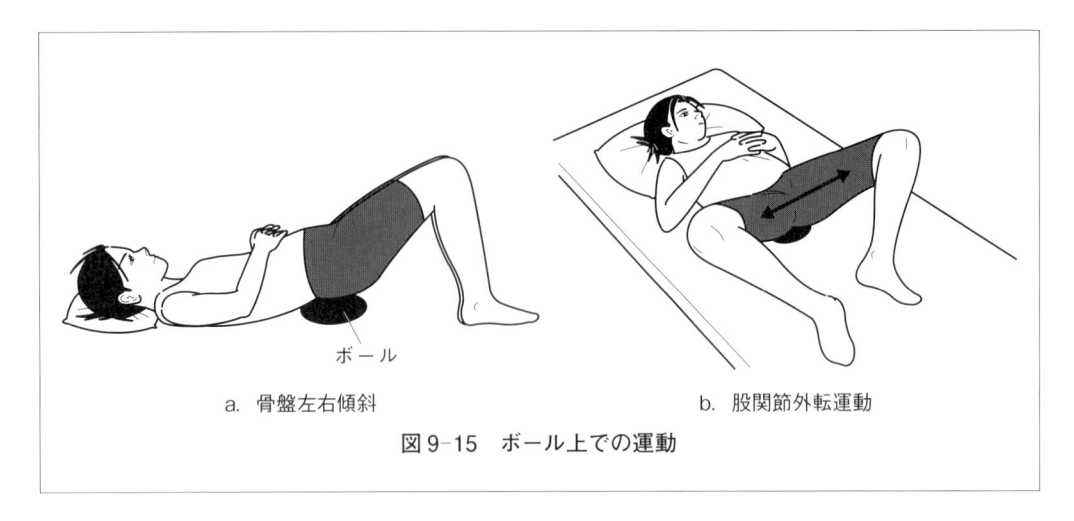

a. 骨盤左右傾斜　　　　　　　　　b. 股関節外転運動
図9-15　ボール上での運動

　背臥位で両膝を立てて，殿部の下にボール（空気を少し抜いたもの）を入れ若干不安定にした状態での運動を行います．この姿勢で運動を行うためには，体幹を安定させることが必要で，体幹―骨盤―股関節の連結を高めることが必要になります．骨盤を後傾方向へ安定させることが必要になります．運動は骨盤の左右傾斜運動，股関節の外転運動などを行います（**図9-15**）．

　さらに不安定なボール上で股関節の選択的な運動を行い，体幹―骨盤―股関節の連結を高めていきます（**図9-16**）．

　術後初期から立位での運動を積極的に取り入れます．立位で腰部の代償を伴わないよう注意をしながら，股関節の伸展可動域を拡大していくための運動を行います（**図9-17**）．腰椎前弯，骨盤前傾を伴う場合や骨盤が後方回旋する場合には，セラピストが骨盤を安定させて，股関節の伸展運動が行えるよう指導します．歩行時の立脚後期で必要な股関節の伸展可動域を獲得していきます．股関節の屈伸運動を行うことで手術部の循環改善を図り，深層筋である腸腰筋の活動を高めていきます．

2) 座位でのアプローチ

　疼痛が軽減し安定した座位がとれるようになると，座位での運動を開始します．手術直後でも，座位が問題なく比較的容易にとれるなら座位での運動を開始します．

　座位は運動を行いやすい姿勢であり，体幹―骨盤―股関節と下肢の協調した動きが得られやすい姿勢であると考えます．立位での運動の準備として，体幹―骨盤―股関節の機能的な連結や可動性を獲得していくにはとても行いやすい姿勢です．

　そのなかでも，座位は体幹―骨盤の連結をつくることが容易です．**図9-18**のように，股関節から動いて骨盤，体幹へと運動が波及していくように行います．

　股関節が屈曲すると骨盤は前傾方向へ体幹は伸展方向へ（図9-18a），股関節が伸展すると骨盤後傾方向へ体幹は屈曲方向へと動きます（図9-18b）．矢状面だけでなく，前額面での運動も行います（**図9-19**）．骨盤の左右傾斜に対し，体幹―骨

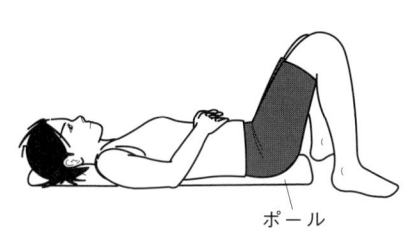

3　理学療法アプローチの実際　〜歩行の獲得に向けて〜　97

a. ポール上にまっすぐ乗ることで，体幹，骨盤の非対称性を改善し，腰椎前弯を修正します．

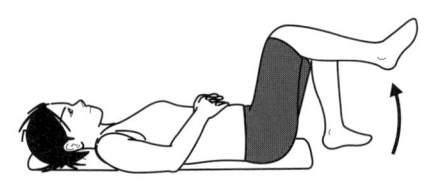

b. 体幹と骨盤の連結を高めて足踏みを行います．

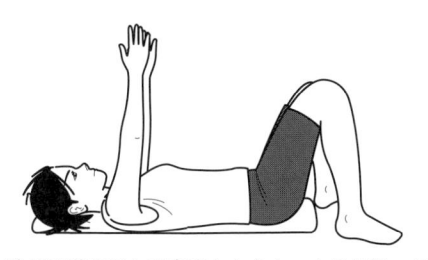

c. 上肢の運動時にも不安定とならないよう体幹—骨盤—股関節の連結を維持します．

図9-16　ポール上での運動

盤は中間位を保持するようにします．姿勢を維持することで股関節の伸展活動を促すこともできます．この運動は股関節に手を当てて，股関節から運動が起きることを意識して行うことが必要です．望ましくない例は，股関節から運動が始まるのではなく，骨盤から始まり徐々に後方に仰け反ってしまう運動です（図9-20）．

セラピストは，骨盤前傾時に生じる股関節屈曲・内旋を，後傾時に生じる股関節伸展・外旋を大腿から誘導することで股関節の運動の意識を高めることができます（図9-21）．

図9-18, 19, 21にあるように，半円形のポールやバスタオルを坐骨下に入れて，体幹がその上に一直線になるように運動するとイメージがつかみやすいです．

次の段階として，軟らかめのセラバンドを使って，肩甲骨の内外転運動をするなかでも体幹の伸展位を保持していきます．体幹—骨盤—股関節の連結の活動をさらに高めることができます（図9-22）．

a. 股関節伸展運動

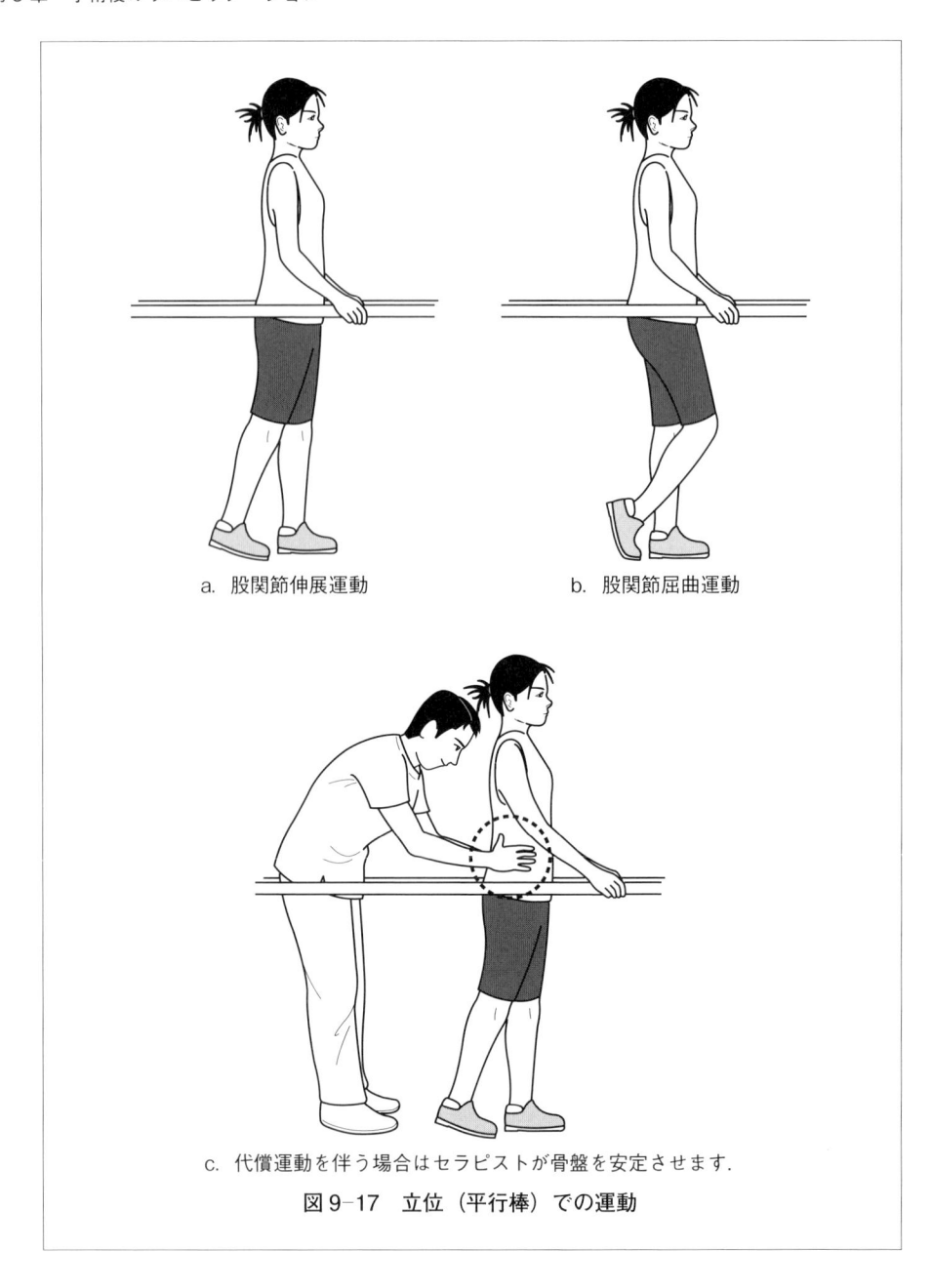

b. 股関節屈曲運動

c. 代償運動を伴う場合はセラピストが骨盤を安定させます.

図 9-17 立位（平行棒）での運動

　股関節の屈伸運動を主動作とした立ち上がり練習を行います．股関節に触れながら行うと容易に運動できることがあります（図 9-23）．

3）立位でのアプローチ

　歩行獲得，歩容改善に向けた理学療法の過程で，筋力は比較的回復しているのにもかかわらず跛行が著明にみられる場合があります．歩行を観察すると，体幹─骨盤─股関節の連結が乏しく，立脚期で崩れてしまい良好なアライメントを維持でき

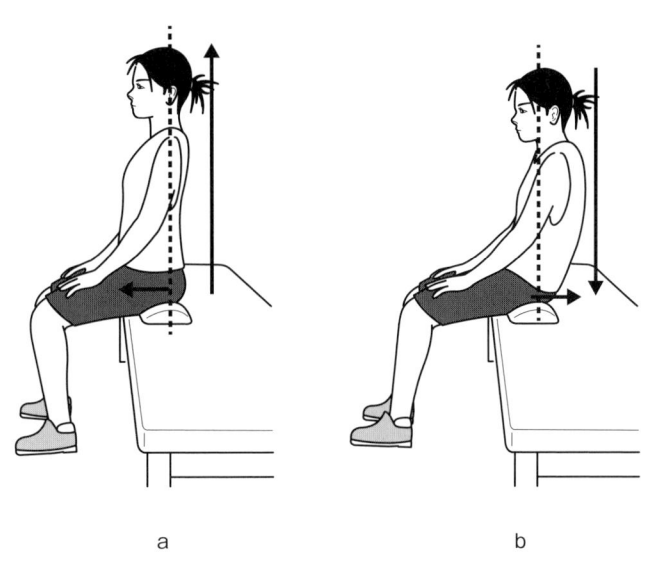

図 9-18　座位での運動
a：股関節が屈曲すると骨盤は前傾方向へ，体幹は伸展方向へ動きます．
b：股関節が伸展すると骨盤後傾方向へ，体幹は屈曲方向へ動きます．

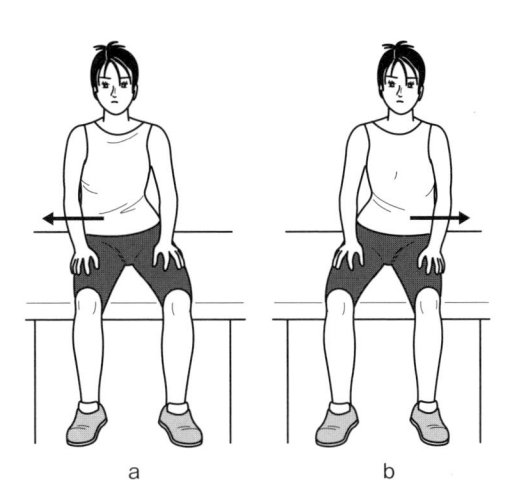

図 9-19　骨盤の左右傾斜運動
a：骨盤を右側に傾斜させるときに，体幹は垂直伸展を維持します．
　このときに右大殿筋の活動も促すことができます．
b：左傾斜ではその逆です．

ないことがみられます．
　歩行を観察すると，前額面では筋力が乏しいときに生じる中殿筋跛行（デュシャンヌ歩行，トレンデレンブルグ歩行）がみられ，立脚初期から中期に骨盤が立脚側へ移動しないことがみられます（図6-3）．矢状面では立脚後期に股関節伸展がつ

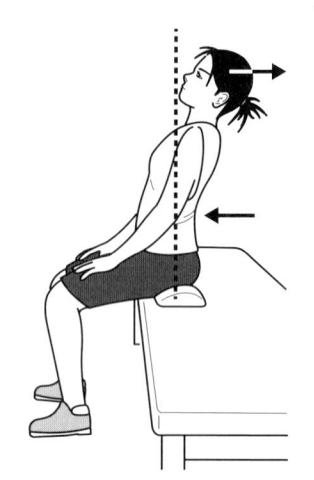

図 9-20 望ましくない運動
股関節から運動が起こるのではなく，腰椎の前弯から生じ脊柱が伸展してしまい，後方へ仰け反っています．

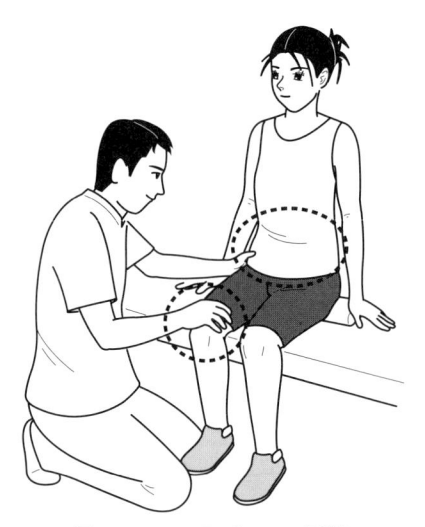

図 9-21 セラピストの誘導
セラピストが大腿部から股関節の内外旋の運動を誘導し，骨盤の前後傾の動きを引き出します．

くれずに屈曲位で支持となり後方へ崩れてしまい，機能的な連結が維持できていません．機能的な連結をつくり立脚期で支持するためには，歩行時に大切な情報となる床反力（足底が床に接地すると接触した部分から床からの反力が作用します．この反力を床反力と呼びます）を常に感じとりながら動いていくことが大切です．

最初に立脚初期に接地する踵接地を意識して練習します．立位をとり，踵上で，

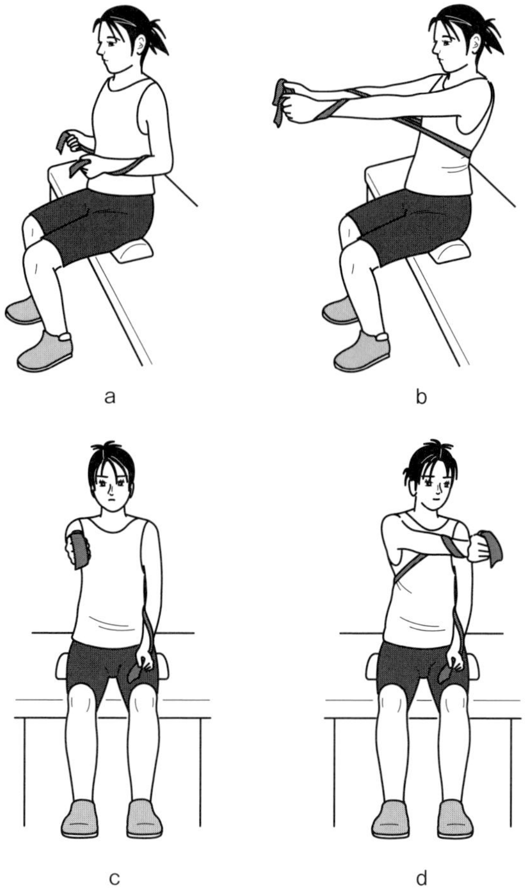

図 9-22　軟らかめのセラバンドを用いた運動
　股関節―骨盤―腰椎の連結を維持しながら上肢の運動を行います.
　a：肩関節伸展時，肩甲骨内転時にも体幹は垂直伸展を維持します.
　b：体幹は垂直伸展を維持し，肩関節屈曲，肩甲骨外転運動で上肢を前方に突き出します.
　c：一側上肢の肩関節屈曲，肩甲骨外転で体幹伸展を維持します.
　d：一側上肢の肩関節屈曲，肩甲骨外転とともに体幹回旋します．この運動でも体幹伸展を維持します．体幹側屈で行わないでください.

機能的な連結をつくり抗重力伸展を意識します．立脚初期での踵接地時の床反力情報をもとに体幹―骨盤―股関節の連結を練習します．立位で踵の中心で体重支持し，上部の連結を維持したまま床反力を意識して垂直方向へ体が伸びます（図 9-24）．わかりにくいときは，セラピストが踵上で圧を加えるか，紐を脛腓骨を結んだ線上において踏んでみてください．左右の踵でまっすぐ立位をとるということになります．

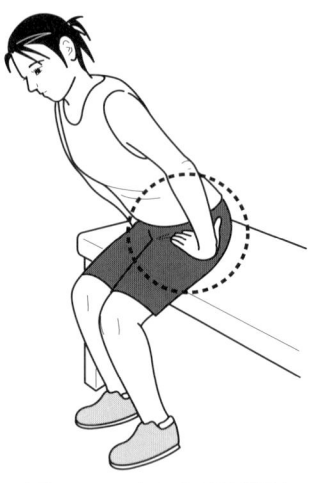

図9-23 立ち上がり練習
股関節に触れることで，股関節の屈曲から運動が始まることを感じとります．

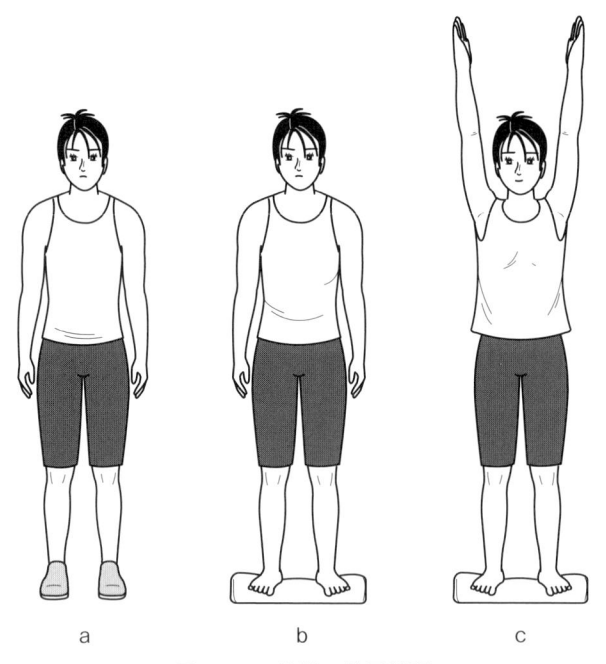

図9-24 体幹の伸展練習
a：左右の踵で均等に体重支持します．床反力を意識しながら体幹は垂直方向に伸びます．
b：半円形のポール上に左右の踵で立ち，体幹の伸展活動を促します．
c：さらに上肢を伸展することでも体幹伸展を維持し，下肢の支持性を向上していきます．

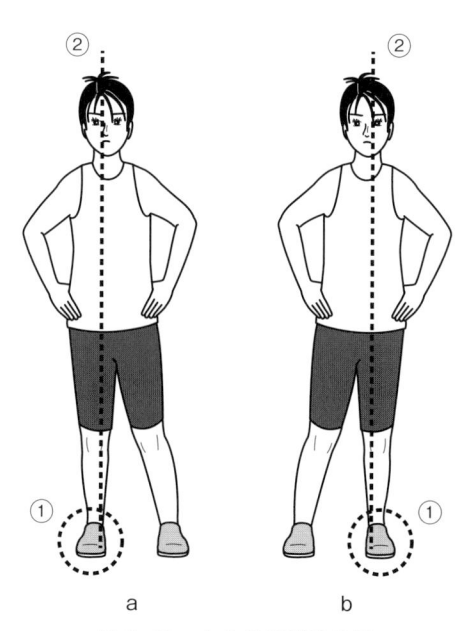

図 9-25　左右体重移動練習
　足底の情報をもとに足底から左右に動くことで,股関節―骨盤―体幹へと動きが波及します.
a：右足底に体重が移り,その上に股関節,骨盤,体幹が積み重なります.
b：同様に左へ体重移動します.

　左右の踵の位置がわかったら,左右の踵上で体重移動の練習をします(**図 9-25**).大きく移動せずに体幹―骨盤―股関節の連結を維持できる範囲で構いません.足底からの情報をもとに動いていきます.上半身が大きく動いていることは望ましくないです.

　次は足底からの床反力情報が変化しても,体幹―骨盤―股関節の連結を保持する練習で,つま先―踵立ちでの姿勢変換を行います(**図 9-26**).足関節の動きで対応することが必要です.股関節の屈伸運動で対応する方法では,床反力情報をもとに動くことができていません.つま先立ちでは,最後には母趾で荷重できるようにします.歩行の立脚後期では,母趾側で推進するようになるためです.

　さらに歩行機能向上のため,ステップの練習を行います.手術した側の足を前に置いて,前移動の練習も大切ですが,後側に引いたバックステップの練習も効果的です.ポイントは体幹―骨盤―股関節の連結を維持することです.そうすることで股関節がどの方向にもよく動くようになります.

　バックステップでの練習は,まず術側の足を後ろに引いて踵を床につけることで股関節伸展を誘導します(**図 9-27b**).伸展可動域は硬い場合が多いのでできる範囲で構いません.股関節の前面筋が伸張される感じがすると思います.術直後のプ

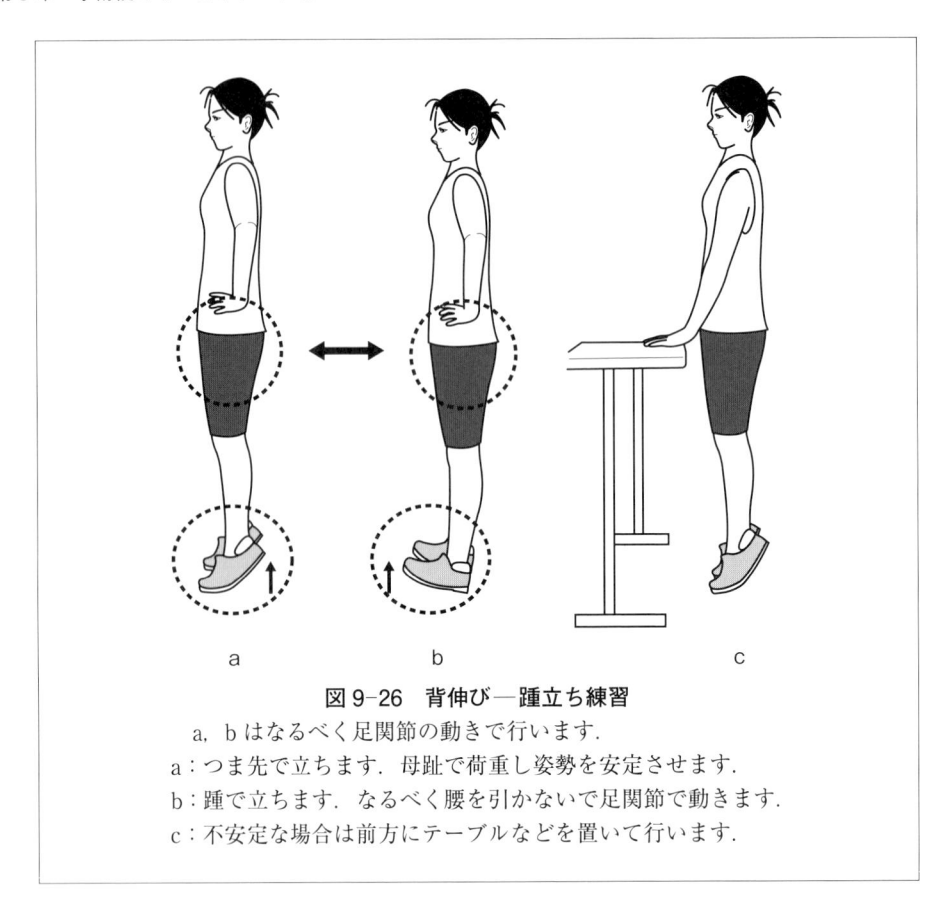

図 9-26 背伸び―踵立ち練習
a, b はなるべく足関節の動きで行います.
a：つま先で立ちます. 母趾で荷重し姿勢を安定させます.
b：踵で立ちます. なるべく腰を引かないで足関節で動きます.
c：不安定な場合は前方にテーブルなどを置いて行います.

ログラムでも紹介しましたが, 腸腰筋が伸張されることが必要です. 次に体幹は垂直伸展を維持しながら, 接地した踵上に体重を移動していきます（図 9-27c）. 踵の真上にまっすぐ後方に荷重していくことが必要です（図 9-28a）. 多くの人は重心が外側方に流れてしまいます. これだと体重を支持できていないので, 跛行にみられるのと同じ現象になります（図 9-28b）. まっすぐ後ろに体重を移動することで, 股関節伸展筋, 外転筋の活動を促します. わかりにくいときはセラピストが誘導するか, 踵の下にボールを入れて, 真上からボールを踏むように意識してもらうとよいと思います（図 9-29）. 上半身で反動をつけて体重移動を行うことや, また踵を越えて後ろに引きすぎないようにします（図 9-30）.

最後は, 機能的な連結を意識してダイナミックに歩行してください. <u>機能的な連結を維持できれば上半身の力を抜くことができます.</u> 上半身の力が抜けると腕の振りもスムースになり, さらに歩きやすくなると思います. 歩行練習については第 6 章も参照してください.

（金　誠熙）

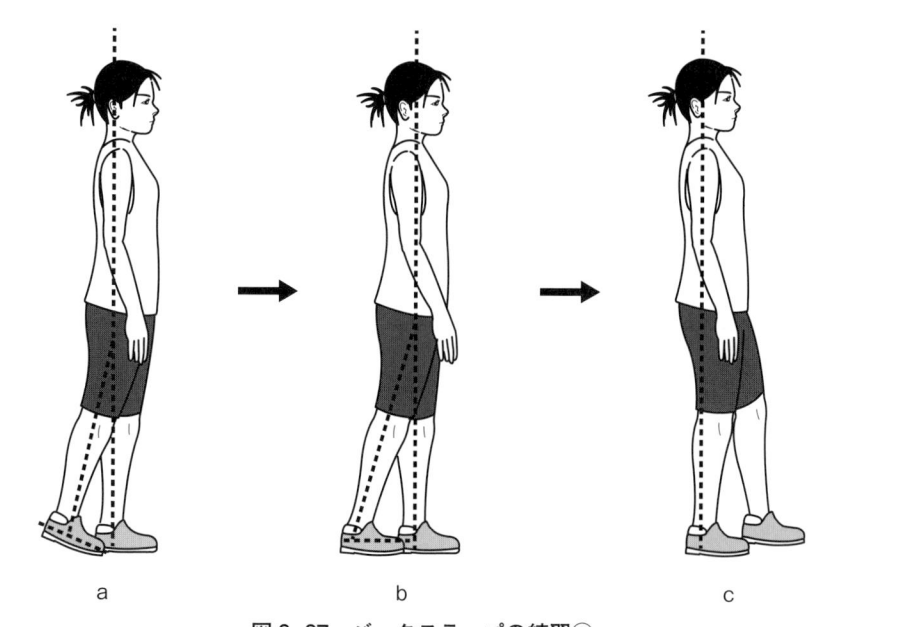

3 理学療法アプローチの実際 〜歩行の獲得に向けて〜   105

図9-27 バックステップの練習①
a：開始姿勢．
b：術側の脚を後ろに引いて踵を床につけることで股関節伸展を引き出します．体重は前足にあります．
c：体幹は垂直伸展を維持しながら，接地した踵上に体重を移動していきます．

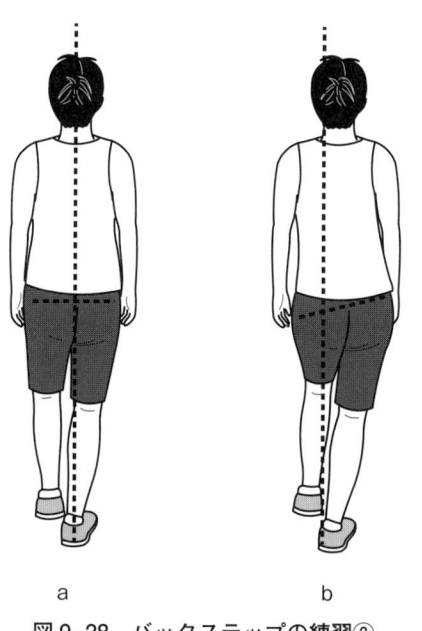

図9-28 バックステップの練習②
a：踵の真上にまっすぐ後方に移動していきます．
b：重心が外側方に流れてしまうと支持できずに，跛行にみられるのと同じ現象になります．

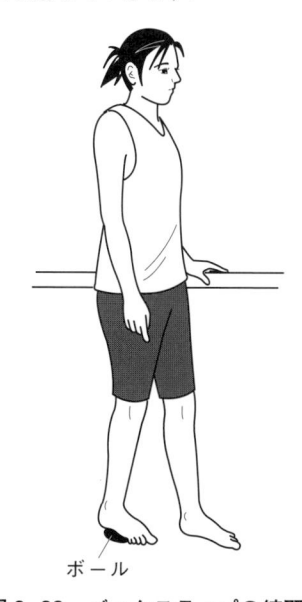

図9-29 バックステップの練習③
わかりにくいときは，踵の下のボールを入れて真上からボールを踏むように意識するとよいでしょう．また，不安定な場合はテーブルなどに手を軽くついて行います．

図 9-30 バックステップの練習（悪い例）
上半身で反動をつけたり（a），踵を越えて後方に移動（b）しすぎたりしないでください．

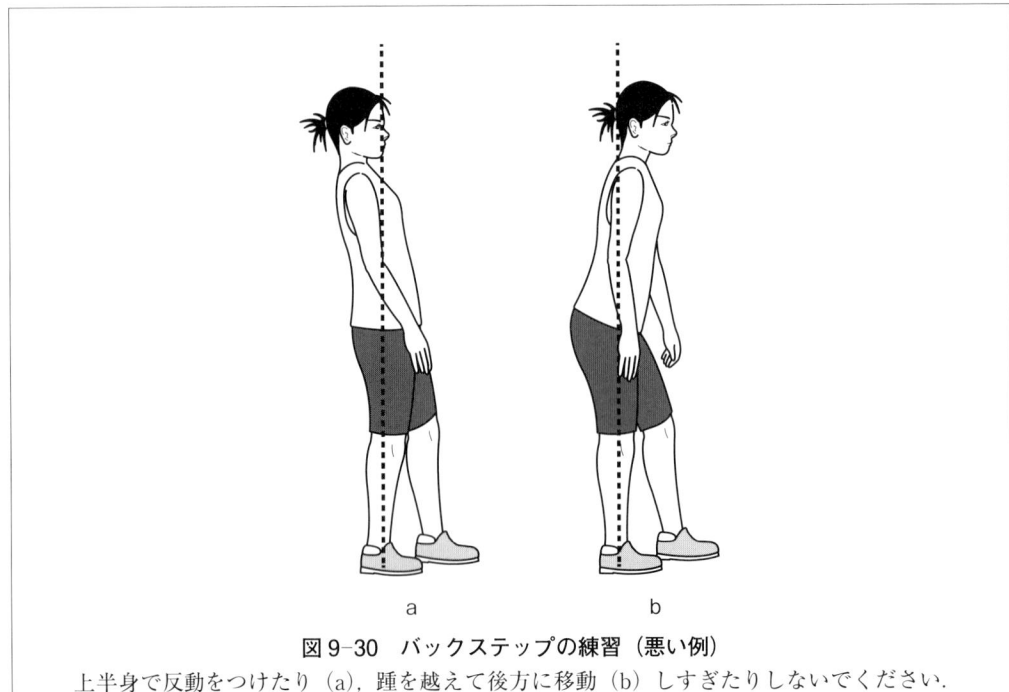

参考文献
1) 加藤　浩・他：変形性股関節．理学療法，23(1)：338-349，2006．
2) 月城慶一・他（監訳）：観察による歩行分析．pp.5-80，医学書院，東京，2005．
3) 加藤　浩：多関節運動連鎖からみた変形性関節症の保存療法．pp.116-138，全日本病院出版会，東京，2008．
4) 永井　聡：股関節の病態運動学と理学療法Ⅰ．理学療法，24(2)：362-374，2007．
5) 加藤　浩・他：変形性股関節症に対する姿勢・動作の臨床的視点と理学療法．PTジャーナル，40(3)：179-191，2006．
6) 石井美和子：多関節運動連鎖からみた変形性関節症の保存療法．pp.65-77，全日本病院出版会，東京，2008．

第10章

変形性股関節症における最近のトピックス

　わが国における変形性股関節症（以下，股関節症）は，そのほとんどがDDH（発育性股関節形成不全症）による2次性股関節症とされてきました．そのため股関節症の治療法としては，関節面にかかる荷重環境を変えて股関節症の進行を予防する，あるいは進行した股関節症に対してその痛みをとるために手術が選択されています．具体的な手術方法としては，筋解離術，骨切り術（大腿骨，寛骨臼），人工股関節置換術などが行われてきました．股関節症の治療方法は，保存療法と手術療法に大別されますが，本来，患者さんへの負担の少ない保存療法がはじめに選択され，それでも症状が改善しないものに対して手術療法が行われなければなりません．しかし，現在では，運動療法や薬物療法の効果はほとんど評価されないままに手術療法（とくに人工股関節置換術）が行われている傾向にあります．

　21世紀に入って股関節鏡手術が積極的に行われるようになり，また，人工関節置換術でも最小侵襲手術（MIS）が行われるなど，低侵襲な治療法が注目を集めてきていますが，このような流れのなかで，最も低侵襲である運動療法があらためて大きく注目されてきています．とくに，股関節鏡手術の進歩に伴い，股関節唇断裂や大腿骨頭靱帯断裂などの病態も多く存在することがわかり，さらに20～40歳の若年者においてFemoroacetabular Impingement（FAI：大腿骨寛骨臼インピンジメント）という新しい病態が注目され，これらの疾患では股関節に対する運動療法の役割が大きくなってきています．そこで本章では，股関節鏡手術と最近注目されている股関節の新しい病態について紹介します．

1　股関節鏡手術

　股関節鏡は，1939年わが国の高木により初めて臨床応用されたもので[1]，膝関節鏡同様長い歴史をもっています．しかし，その後，約40年間ほとんど報告がなく，膝関節鏡がこの間に大きく進歩したのと対照的です．その理由は，股関節が深部に存在し，狭い球状の関節であるため，関節鏡の挿入が技術的に難しかったためと考えられます．その後，1980年代になって，関節鏡にテレビカメラシステムが導入

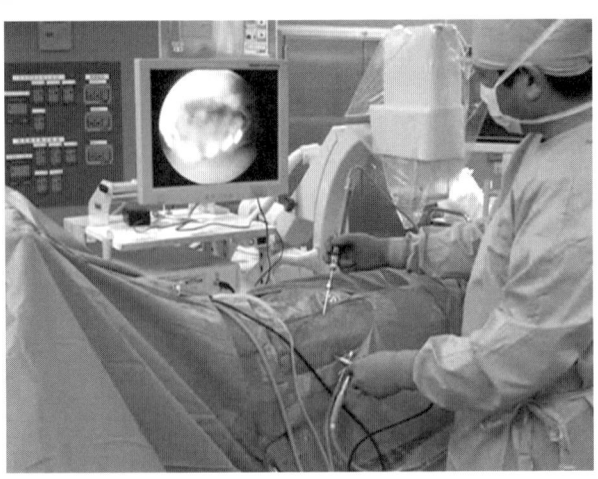

図10-1 股関節鏡手術の概観
右手が前方ポータル，左手が外側ポータル．

されたころから手術の報告がみられるようになり，さらに，21世紀になって水中での使用可能な電気凝固メスが開発され，出血の少ない鮮明な視野のもとで確実な手術操作が可能となって，股関節に対する治療法として積極的に行われています．筆者は，2000年より股関節鏡に取り組み，現在までに約600例の手術を行っており，神奈川リハビリテーション病院では，年間約70件の股関節鏡手術が行われています．

　手術は，全身麻酔下に牽引手術台を用いて，外側，前方，前外側の3つのポータルを作成して行います（図10-1)[2]．使用する股関節鏡は，膝関節で使用するものと同様ですが，股関節では，鏡視時に関節内のオリエンテーションがつきにくいため基本的に直視鏡を使用し，必要に応じて30°あるいは70°の斜視鏡を使用しています．また，股関節鏡の挿入には，股関節の3次元的な構造を十分に理解する必要があり，鏡視下手術には，外套管を通過するような先の小さな鉗子類，電動シェーバー，水中で使用可能な電気凝固メスを用います．鏡視しますと，臼蓋窩，骨頭靱帯，骨頭，臼蓋辺縁の外側部，同じく内側部など関節の広い範囲をみることができます（図10-2)．

A. 股関節鏡の適応および鏡視下手術

　股関節鏡は，関節唇断裂，関節遊離体，関節リウマチ，化膿性股関節炎，そして股関節症まで幅広い適応があります．病態の解明や手術適応の決定などにも有用で，とくに関節唇断裂は，最終的な診断とともに治療が可能で最もよい適応です．

1）鏡視下関節唇部分切除・縫合術

　関節唇断裂は，鏡視によってはじめて診断が確定し，断裂した関節唇を部分的に

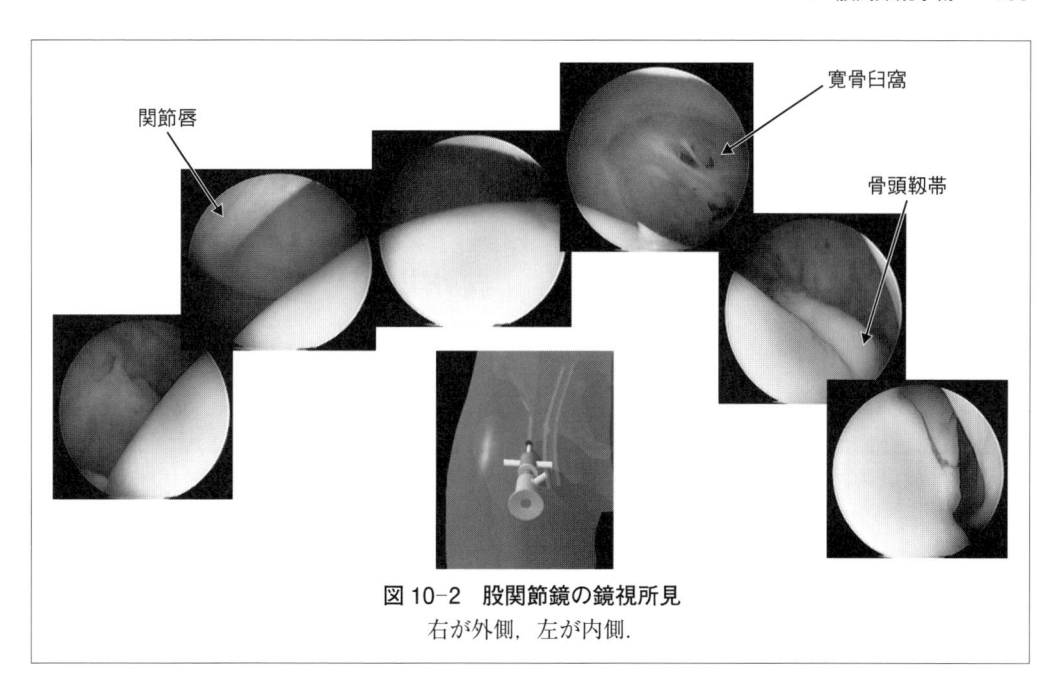

図 10-2 股関節鏡の鏡視所見
右が外側，左が内側．

切除することにより痛みや歩容の改善が期待できます．最近では，鏡視下に関節唇の縫合術も積極的に行われています．

2）鏡視下関節遊離体摘出術

遊離体が小さくても通常の手術では，周囲の軟部組織への侵襲が大きくなりますが，股関節鏡を用いることにより，術後の可動域や筋力に与える影響が少なくなり有用な術式です．しかし，遊離体の大きさや場所によっては手術が難しい場合があります．

3）鏡視下滑膜切除術

急速破壊型股関節症，関節リウマチ，化膿性股関節炎などに対する鏡視下滑膜切除では疼痛と可動域の改善が期待できます．とくに化膿性股関節炎で症状が遷延したような症例では有用です．

4）鏡視下整復術

先天性股関節脱臼に対して，鏡視下に臼底の肥厚した線維組織，大腿骨頭靱帯，横靱帯の切除を行い，さらに内反した関節唇を切開して翻転することにより骨頭を整復するものです．1歳前後の保存療法に抵抗する症例によい適応があります．

5）鏡視下関節 debridement

進行期・末期股関節症に対する鏡視下手術で，関節鏡で手術の適応を決定していた時期に，関節の洗浄や滑膜切除のみで症状が改善し，その後手術を行わずに退院した症例がその始まりです．とくに，関節外側部の骨頭と関節包の癒着剥離が股関節痛の改善に効果的で，人工関節の選択に迷うような症例では有用な術式です．

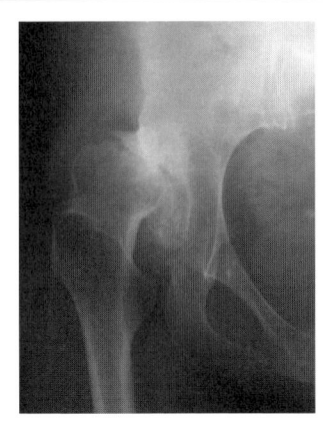

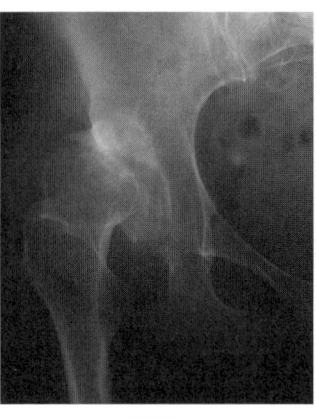

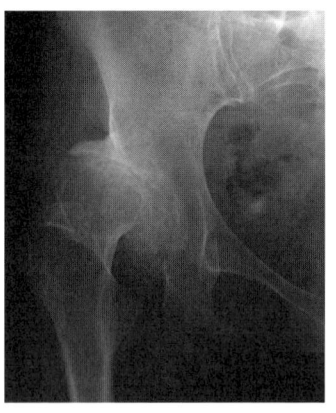

術前 JOA スコア 48 点　　　　術直後　　　　術後 3 年 JOA スコア 80 点

図 10-3　鏡視下授動術後の関節のリモデリング
52 歳，女性，末期股関節症．

6) 鏡視下関節授動術（筋解離術）

関節 debridement（関節内の滑膜切除や癒着剝離）に加え，骨棘の切除や骨頭のトリミング，腸腰筋の切腱術を鏡視下に行うものです．拘縮の改善が可能で，進行期・末期の不良肢位の股関節によい適応があります．疼痛が明らかに改善するほか，可動域や歩行能力の改善も認められます．また，股関節の力学的な環境を変化させることが可能なため，X 線学的に関節裂隙の開大や骨棘の形成など，関節のリモデリングを示す所見も多く認められています（**図 10-3**）[3]．

2　股関節の新しい病態

A. 大腿骨頭靱帯断裂

大腿骨頭靱帯は，小児期に大腿骨頭への血流を維持しているといわれ，その力学的な機能については，股関節の動きの調整にわずかな役目を果たすだけの靱帯とされています．股関節鏡の発展によりスポーツ障害を中心にこの大腿骨頭靱帯が断裂している症例が数多く確認され，実際の鏡視所見では，断裂した断端部が瘢痕化して周囲の軟骨への影響が出ていることもあります．このような場合には，断裂して肥大化した断端部を切除することにより股関節痛などの症状の改善を認めています．しかし，多くの場合，関節唇断裂や股関節症などとの合併があり，靱帯断裂単独でどのような症状を出すのかあるいは股関節の機能に影響しているのかはわかっていません．今後，運動療法による症状の改善やセラピストによる手術前のさまざまな評価でその実情がわかっていくものと期待されます．

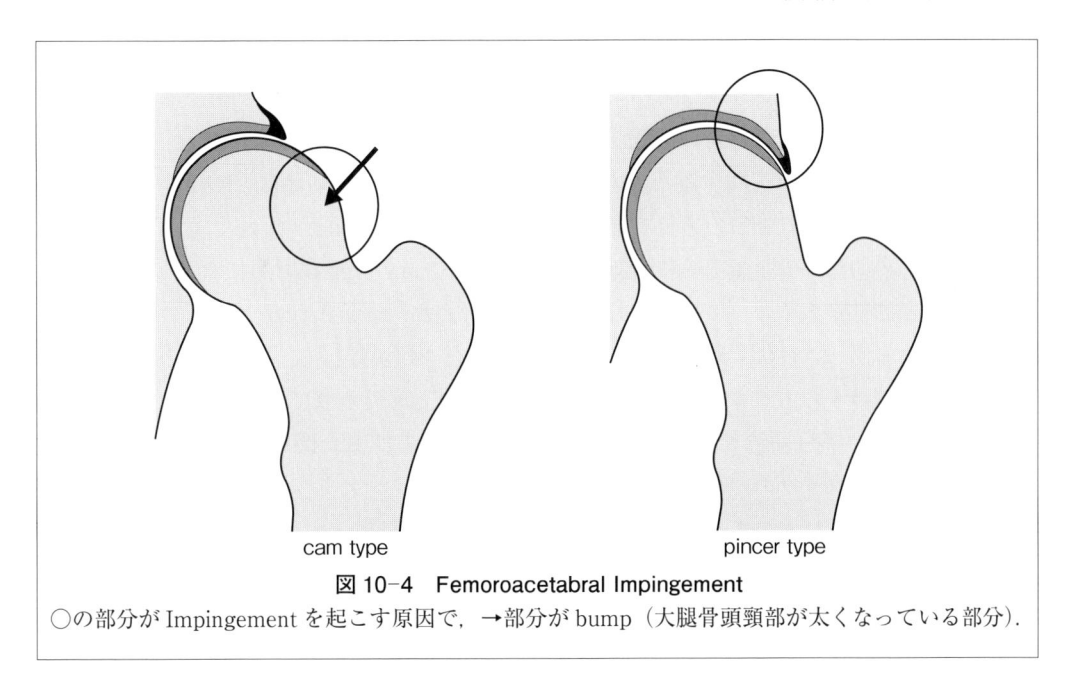

図 10-4 Femoroacetabral Impingement
○の部分が Impingement を起こす原因で，→部分が bump（大腿骨頭頸部が太くなっている部分）.

B. FAI (Femoroacetabular Impingement)

　股関節における impingement（骨同士の衝突）の歴史は古く，1936年には，Smith-Petersen が protrusio acetabuli（臼底突出症）でその病態と治療法について詳しく報告しています．その後，関節唇断裂が大腿骨と寛骨臼の impingement によるスポーツ障害として認知されてきましたが，股関節症との関係については不明確なままになっていました．そのようななか，2003年に Ganz らによって FAI が股関節症の原因となることが報告[4]されてから，関節唇断裂を含めてこの病態が広く認知され，関節唇断裂や impingement に対する治療が積極的に行われるようになってきています．FAI の病態には，骨頭側の形態異常を呈する cam type，寛骨臼側の形態異常を呈する pincer type，そして両者が合併した mixed type があります（図 10-4）．症状は，緩徐に発症する鼠径部痛が特徴的で，何らかの動作に伴う短い疼痛を主訴として訴えることもあります．また，座位からの動き始めや振り返る動作で疼痛が出ることもあり，関節唇断裂の症状と似ています．青・壮年期の関節唇断裂を疑う症例では，X線を慎重に評価することにより FAI が比較的高い頻度で診断されます．

　FAI に対する治療法としては，保存療法として，活動性のコントロールやステロイド剤の関節内注入があり，これらにより一旦は症状の改善を認めることもあります．しかし，最終的には再燃することも多く，症状を繰り返す場合には，関節唇損傷や軟骨損傷が進行してしまう可能性がありますので，手術療法が選択されます．手術療法としては，2003年に Ganz らによって報告された，surgical dislocation（外

科的切除）の手技を用いた方法が行われていますが[4]，手術侵襲がより小さい股関節鏡を用いた方法も2005年から報告されています[5]．実際の手術では，通常の関節唇断裂で行う断裂した関節唇の部分切除術，断裂部の縫合術に加え，変形性股関節症の進展を予防するための骨切除が行われます．骨切除は，FAIのタイプにより異なり，寛骨臼の過剰被覆や後捻によって起こるpincer typeに対しては寛骨臼縁の切除，骨頭頸部の移行部の骨隆起をみるcam typeに対してはbump（大腿骨頭頸部が太くなっている部分）の切除が行われ，mixed typeではその両方が行われます．さらに，最近では，正常な関節唇を一旦切離して，寛骨臼縁の骨切除後に再縫着する方法や欠損した関節唇の形成術なども行われています[6,7]．筆者は，関節唇の部分切除術，若年者の縫合術，bumpの切除，関節唇の断裂が明らかなpincerタイプの臼蓋縁の切除を行っています．

わが国においてもFAIの報告は急激に増加していますが，その概念はまだ十分に確立されているとはいえません．筆者の経験では，関節唇の部分切除に加えてbumpや臼蓋縁の形成術を行うことにより，症状の改善がより確実である印象はありますが，FAIがあっても関節唇の部分切除術のみで疼痛が改善し，関節症変化が進行していない症例もあります．とくに，わが国で多い臼蓋形成不全の症例では，臼蓋の形成が悪いにもかかわらずX線上臼蓋が過剰被覆しているFAIと診断され，手術によって逆に関節症がより進む可能性や場合もあり，手術法の選択は慎重にする必要があります．そのためには，実際のimpingementをいかに評価できるかが大きなポイントになってきます．しかし，現在のところ股関節のimpingementを確実に評価するのは難しく，手術術式の選択にも苦慮しています．保存療法を含め治療法の決定により具体的な評価が必要ですし，FAIに対する運動療法の確立も望まれています．

3 新しい評価法と今後の課題

これまで，股関節の評価方法として日本整形外科学会のJOAスコアが一般的に使用されてきました．しかし，この評価法は，人工股関節置換術前後の評価などには有用なものの，細かい変化に対しては不十分です．また，評価者の意識も入りやすく，とくに関節唇損傷やFAIなどの評価には問題があります．2011年に日本整形外科学会の方針で日本股関節学会が中心となりJHEQという患者立脚型の評価法が作成されました[8]．この評価法は，医師がかかわることがないため，より患者さんの客観的な評価ができると期待しています（この評価法は，日本股関節学会のホームページからダウンロードできます）．この評価表を含め股関節の詳細な評価は，今後の運動療法の発展にも大変重要です．すなわち，今までの運動療法の問題点は，十分な評価方法がないため，その成果が十分に確認できなかったことにあり

ます．セラピストの手の感触には股関節の機能の改善があっても，それが何らかの評価につながらなければ成果としては認められません．今後は，評価方法をいかに確立するかが重要であり，運動療法の確立にも不可欠だと考えます．

(杉山　肇)

参考文献
1) 高木憲次：関節鏡．日整会誌，**14**：359-384，1939．
2) Ide T, et al.：Arthroscopic surgery of the hip joint. *Arthroscopy*, **7**：204-211, 1991.
3) 杉山　肇・他：股関節鏡による股関節症の治療．整形・災害外科，**51**(4)：435-441，2008．
4) Ganz R, et al.：Femoroacetabular impingement；A cause for early osteoarthritis of the hip. *Clin Orthop Relat Res*, **417**：112-120, 2003.
5) Sampson, T. G.：Arthroscopic treatment of femoroacetabular impingement. *Techniques in Orthopaedics*, **20**：56-62, 2005.
6) Espinosa N, et al.：Treatment of femoroacetabular impingement：preliminary results of labral refixation. *J Bone Joint Surg*, **88**(A)：925-935, 2006.
7) Phillippon MJ, et al.：Outcomes following hip arthroscopy for femoroacetabular impingement with associated chondrolabral dysfunction：minimum two-year follow-up. *J Bone Joint Surg*, **91**(B)：16-23, 2009.
8) Tadami Matsumoto, et al.：Japanese Orthopaedic Association Hip-Disease Evaluation Questionnaire (JHEQ)：a patient-based evaluation tool for hip-joint disease. The Subcommittee on Hip Disease Evaluation of the Clinical Outcome Committee of the Japanese Orthopaedic Association. *J Orthop Sci.*, **17**(1)：25-38, 2012.
9) Leunig M, et al.：The Concept of Femoroacetabular Impingement-Current Status and Future Perspectives-. *CORR*, 467：616, 2009.
10) Phillippon MJ, Schenker ML：Arthroscopy for the treatment of femoroacetabular impingemet in the athlete. *Clin Sports Med.*, **25**：299-308, 2006.

付録1

社会資源の紹介

1 医療費助成

各医療保険制度では，年齢や所得によりかかった医療費の自己負担割合が異なります（表1）．股関節の手術や入院による医療費は高額になるため，負担軽減の制度を活用してください．

A. 高額療養費制度

高額療養費は医療機関や薬局の窓口で支払った額が，同じ月のうちに一定額を超えた場合に，その超えた金額を支給する制度です．高額療養費制度には2通りあります．

1) 支払った医療費から自己負担限度額[※1]を引いた分を，加入している医療保険に申請して[※2]後で還付されるもの

従来からある高額療養費の手続き方法で，食費や差額ベッドなどは対象外となります．還付までは3カ月くらいかかるので，当座の医療費の支払いに充てる資金として，高額療養費支給見込額の8割相当額を無利子で貸付を行う高額医療費貸付制度もあります．

表1　医療費の自己負担割合

年齢区分	所得による区分	医療費自己負担割合
75歳以上 （後期高齢者医療）	現役並みの所得者	3割
	一般	1割
70歳以上75歳未満 （高齢受給者証の交付）	現役並みの所得者	3割
	一般	2割（平成26年4月1日以前に70歳の誕生日を迎えた人は1割）
小学生以上70歳未満	一般	3割
小学校就学前の乳幼児	一般	2割

表2 自己負担限度額（月額）

＜70歳以上の場合＞

所得区分		外来（個人単位）	1カ月の負担の上限額
現役並み所得者（月収28万円以上などの自己負担3割の人）		44,400円	80,100円＋（医療費－267,000円）×1%
一般		12,000円	44,400円
低所得者（住民税非課税の人）	Ⅱ（Ⅰ以外の人）	8,000円	24,600円
	Ⅰ（年金収入のみの人の場合，年金受給額80万円以下など，総所得金額がゼロの人）		15,000円

＜70歳未満の人の場合＞

所得区分	1カ月の負担の上限額	（多数該当）
上位所得者（月収53万円以上の人など）	150,000円＋（医療費－500,000円）×1%	83,400円
一般	80,100円＋（医療費－267,000円）×1%	44,400円
低所得者（住民税非課税の人）	35,400円	24,600円

多数該当：過去12カ月に3回以上高額療養費の支給を受けた4回目以降

2）事前手続きの「限度額適用認定証」にて窓口支払いが上限額までで済むもの

　股関節の手術のように，医療費の自己負担が高額になると推測される場合は，事前に加入する医療保険へ「限度額適用認定証」を申請し[※2]，入院時に医療機関の窓口で提示することで，その月内の医療費の支払いは自己負担上限額で済みます．あらかじめ高額な費用を用意する負担が少なく済むということになります．自己負担上限額は年齢や所得区分により異なります[※1]．70歳以上の人は高齢者受給者証で対応されるため申請は必要ありません．また，低所得者には食事代負担額が軽減される標準負担額減額認定証があります．

※1　自己負担限度額：表2を参照してください．
※2　申請先：国民健康保険の場合は市区町村の国保年金課，健康保険の場合は健康保険組合や全国健康保険協会（協会けんぽ）の都道府県支部，後期高齢者医療制度は後期高齢者医療広域連合で，手続きの窓口は市区町村の後期高齢者医療担当です．

B．自立支援医療（更生医療）

　自立支援医療の更生医療は，身体障害者手帳を所持している人が，その手帳に表記されている障害部位について手術やリハビリテーションを受けることで，日常生

活や社会生活の能力の回復や向上に確実に効果が期待できるものに対して，医療を給付するもの（現物給付）です．実際には保険診療自己負担分の助成であり，世帯の所得に応じた所得制限があります．なお，生活保護受給者の場合は医療扶助よりも自立支援医療が優先します．

1）手続き

まず，身体障害者手帳を持っていることが前提です．自立支援医療は指定された医療機関でのみ受けられます．申請窓口は市町村障害福祉担当課で，必要な書類（医療保険証・身体障害者手帳の写し，指定医療機関の担当医師の意見書，医療費概算額の算定基礎書，世帯の所得が確認できる市町村民税課税証明書など）の申請後，身体障害者更生相談所の判定を受け，受給者証が交付されます．手続きは入院前に完了している必要があります．

なお，自立支援医療（更生医療）を受けようとするとき，すでに身体障害者手帳を取得していても，手帳に記されている障害名が手術部位と異なる場合は自立支援医療の給付対象にはなりません．新たに身体障害の部位を加える手帳の手続きを行う必要があります．手術予定の部位が身体障害者手帳に該当するかは医師に相談してください．

2　福祉・介護

股関節の手術後の生活では，状態により福祉用具の給付や貸与，介護などのサービスを介護保険や障害福祉の制度で利用できることがあります．年齢や障害による生活上の制限，身体障害者手帳の有無などにより，利用できる制度は異なります．

A．身体障害者手帳

障害福祉サービスは「障害者の日常生活及び社会生活を総合的に支援するための法律（障害者総合支援法）」に基づいています．サービスを受ける場合には，身体障害者手帳を所有していることが必要です．身体障害者手帳は障害程度に基づき等級を1～6級に定めています．股関節の疾病で人工関節置換術を受けた人は術後の経過が安定した時点での機能障害の程度により，4級，5級，7級，非該当のいずれかに認定されます（平成26年4月からの身体障害者手帳の認定基準変更による）．身体障害者手帳の手続きは市区町村の障害福祉窓口に申請します．診断書記載は身体障害者福祉法第15条指定医が行います．交付までには1カ月半～2カ月ほどの期間を要するため，自立支援医療を受ける場合は早めの申請が必要です．身体障害者手帳を取得することにより，障害者総合支援法によるサービス以外に**表3**のように多岐にわたる関連制度も利用できます．障害等級，種別，所得，年齢など，市町村によって違いがあるため，居住地の障害福祉担当課に問い合わせてください．

表3 利用できるサービス

身体障害者手帳で受けられるサービス	介護保険で受けられるサービス
・自立支援医療（更生医療） ・補装具費の給付（車椅子，装具，歩行器，歩行補助杖など） ・日常生活用具の給付（入浴補助用具，T字・棒杖，移動・移乗支援用具，特殊便器など） ・ホームヘルパーの派遣 ・住宅改修助成費支給 ・税金や公共料金の免除や控除 ・交通機関の優遇措置　など	・福祉用具の貸与（レンタル：車椅子，手すり，スロープ，歩行器，歩行補助杖など） ・特定福祉用具の購入（年間10万円まで：入浴補助用具，腰掛け便座など） ・ホームヘルパーの派遣 ・訪問看護 ・訪問リハビリテーション ・住宅改修費支給（20万円まで）　など ※要支援者に対する介護予防サービスは平成27年度から段階的に市町村の事業（地域包括推進事業）に移行

B. 介護保険制度

　介護保険では，65歳以上（第1号被保険者）で介護が必要な人と40～64歳（第2号被保険者）で特定の疾病によって介護が必要な人がサービスの対象となります．この特定疾患の中に「両側の膝関節または股関節に著しい変形を伴う変形性関節症」が含まれています．申請は市町村の介護保険担当窓口です．申請後認定調査が行われ，1カ月以内に認定区分結果が通知されます．認定区分による支給限度基準額があり，ケアマネージャーが作成する介護プランによって介護保険サービスを受けることになります．費用の自己負担は1割です．

　なお，介護保険と身体障害者福祉サービスの両方が対象となる場合は介護保険法が優先されます．

3　補装具・日常生活用具・福祉用具の制度活用の例

　補装具のうち，病院で使う車椅子や松葉杖は，治療のために必要な期間だけ貸与されます．退院後も家庭や日常生活上で使用する杖や歩行器などは各種制度を活用できます．使える制度は障害や症状の状況，年齢や障害者手帳の有無などによってさまざまです．表4では，股関節の手術後に日常生活で使うことの多い補装具や福祉用具について利用できる制度の比較をしています．

4　その他の公的制度

A. 傷病手当金

　社会保険に加入している人が，労災保険以外のけがや疾病によって4日以上仕事

表4 補装具・福祉用具の利用制度

治療用として使用する装具など
・入院中に必要な松葉杖，車椅子，歩行器などは病院が貸し出す． ・コルセットや足底板（足の長さの違いを補うもの）などは医療保険の療養給付（治療材料）として保険適用される．一時立替払いをし，後に請求して医療保険分が還付される．

介護保険対象外・身体障害者手帳なしの場合
・杖，福祉用具などは自費購入

介護保険対象者の場合：レンタルと購入費助成（特定福祉用具）
・レンタルできる杖は松葉杖，カナディアンクラッチ杖，ロフストランドクラッチ杖，多点杖などで，T字杖は対象にならず自費購入となる．市町村によっては高齢者対象に一部補助がある．社会福祉協議会で貸与をしているところもある． ・介護保険の軽度者（要支援1，2，要介護1）に対しては貸与の車椅子やベッドなど対象品目にならないものがある．※特例として認められる場合もあり． ・特定福祉用具（購入）の腰掛便座とは和式便器上におく腰掛け式，洋式便器の上において補高するもの，電動で立ち上がりを補助するもの，ポータブルトイレをいう． ・入浴用椅子，浴槽用手すり，浴槽用椅子，浴室内すのこなども特定福祉用具（購入）．

身体障害者手帳利用の場合
・T字杖，入浴補助用具，特殊便座などは日常生活用具として給付対象になる． ・松葉杖，カナディアンクラッチ杖，ロフストランドクラッチ杖，多点杖，歩行器などは障害者総合支援法の補装具となる． ※補装具が必要と更生相談所が判定した場合，障害の内容および程度に応じ交付される．医学的判定（意見書）が必要な場合もある． ※日常生活用具は市町村の地域特性にあわせた効率的効果的な事業として地域生活支援事業に位置づけられ，内容や負担額は市町村ごとに異なる． ※補装具や日常生活用具は所得に応じて自己負担が生じたり，給付の対象にならない場合もある．

を休み，賃金が支給されていないかまたは減額されている場合に支給されます．支給額は標準報酬日額の2/3，期間は最長1年半です．請求は傷病手当金請求書に医師の証明と会社の証明をもらい，健康保険組合か全国健康保険協会（協会けんぽ）に申請します．

B. 公的年金

国民年金，厚生（共済）年金には障害年金の制度があります．身体に重度の障害が残り日常生活や労働に支障があるときに，障害程度により支給されます．受給条件は年金に加入しているときに初診日があり，保険料納付期間の要件を満たしていることが必要です．また初診日から1年半経過した日か，1年半以内に症状が固定した日に年金に該当する障害状態であることが条件となります．国民年金の被保険者は障害基礎年金1～2級，厚生年金保険の被保険者は障害厚生年金（1～2級は障害基礎年金を含む）の1～3級となります．厚生年金には，年金に該当しない障害に対して一時金である障害手当金があります．申請は，国民年金では居住地の国民

年金課へ，厚生年金では年金事務所へ行います．

C. 雇用保険

　雇用保険は，失業後にして再就職の意思があり労働可能な状態にある人に一定期間の生活を保障するものです．支給期間は被保険者であった期間，離職理由が会社都合か自己都合か，離職時の年齢などによって定められています．障害者手帳がある人は，就職困難者として給付の日数が長くなります．疾病やけがにより離職後すぐに働けない場合は，受給期間延長申請をし，最長3年まで雇用保険の受取の開始を延ばすことができます．延長手続きは，退職の翌日から働けない日が30日を超えた日から1カ月以内に，住所地を管轄するハローワークへ必要書類を申請します．

〔蒔田桂子〕

付録2

食事療法

　他の疾患もそうですが，股関節症の食事療法は運動療法とセットで考える必要があります．適正な摂取カロリーは活動量によって決まり，摂取したカルシウムや蛋白質などを骨や筋肉などの組織に取り入れるためにも運動が必要だからです．

1　肥満について

　たびたび繰り返すことになりますが，股関節に最も負担になるのはオーバーウェイトです．ところで肥満かどうかはどうやって判断すればよいのでしょうか？
　肥満を判定する指標で最も信頼性が高いのは BMI（Body Mass Index）です．国際的にも評価されていて，肥満判定の共通の尺度として広く使われています．
　　BMI＝体重÷（身長×身長）
　　（体重は kg，身長は m の単位です）
　日本肥満学会はこの計算結果，22 を標準として，20 未満をやせ，26.4 以上を肥満としています．逆に計算すると，身長×身長×22 が標準体重ということになります．
　たとえば身長 160 cm の人なら 1.6×1.6×22＝56.3 kg が標準体重となります．BMI 26.4 で計算した体重 67.6 kg 以上が肥満ということになります．身長ごとの標準体重を**表1**に示します．さて，あなたの体重はいかがでしょうか？

2　必要摂取カロリーと食品

　体重コントロールの基本はカロリー制限ですが，それだけでは健康を保つことはできません．極端なダイエットが，ホルモンのバランスを崩すことや骨密度を減少させることはよく知られているとおりです．
　適正な必要摂取カロリーは身長，年齢，活動量で決まりますが，活動量が少ない股関節症の人は表1に示した標準体重の数値に 25〜30 をかけて出た値がよいようです．身長 155 cm の人なら標準体重は 53 kg なので，必要摂取カロリーは 1,325

表1 標準体重

身長 (cm)	標準体重 (kg)	身長 (cm)	標準体重 (kg)
150	49.5	161	57.0
151	50.2	162	57.8
152	50.8	163	58.5
153	51.5	164	59.2
154	52.1	165	59.9
155	52.9	166	60.6
156	53.5	167	61.4
157	54.2	168	62.1
158	54.9	169	62.8
159	55.6	170	63.6
160	56.3	171	64.3

～1,590 kcal となります．例として，神奈川リハビリテーション病院で肥満傾向にある人に出されている標準的な 1,400 kcal の食事を図1に示します．入院前に過食傾向にあった人には始めはややつらいようですが，その食事でほとんどの人がプール訓練を含めた2時間程度のリハビリテーションをこなしています．その結果，入院中におよそ3～5 kg 程度の減量が達成されています．なかには手術前の減量プログラムも含めて入院中に10 kg 以上の減量に成功する人もいます．

❸ 骨を元気にするのは運動とカルシウムの摂取

　食事で大切なことは，低カロリーでもあらゆる栄養素をバランスよく摂取することです．なかでも股関節症の人に必ず摂取していただきたいのはカルシウムです．骨粗鬆症の予防に不可欠なのは運動とカルシウムや蛋白質の摂取といわれていますが，股関節症の人も同様です．とくに女性で高齢の人は要注意です．骨がやせることで人工関節の緩みの原因にもなるからです．最近では，超音波を使った骨密度測定を受ける機会も増えています．一般的には加齢とともに，とくに女性では閉経後に骨密度は低下していく傾向にあります．若年者の平均骨密度（YAM）の70％以下になると骨粗鬆症，80％以下が予備軍とされています．骨粗鬆症に対しては投薬治療という選択もありますので，自分の状態を正しく知ることをおすすめします．

　更年期や高齢者の場合は，1日800 mg 以上のカルシウム摂取が望ましいといわれています．カルシウムを含む食品といえば，なんといっても乳製品です．乳製品のカルシウムは，ほかの食品より吸収率がずばぬけて高いのが特徴です．牛乳やヨー

3　骨を元気にするのは運動とカルシウムの摂取

1日のめやす量　　　　　エネルギー4　　　　　1,400 kcal　塩分7g

群	表	食品名	基準数量(g)	目安量	参考食品	日 朝昼夕	日 朝昼夕
Ⅰ 糖質	1	米飯 / 小麦および雑穀	435	1食 ごはん145g / 食パン80g / うどん210g 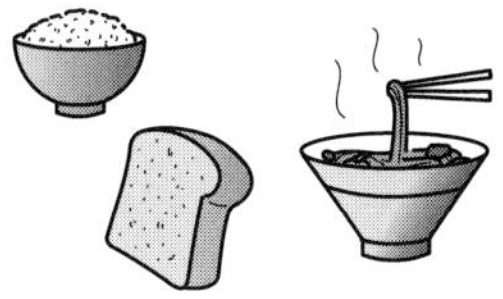			
		芋類	50	ジャガイモ1/2コ 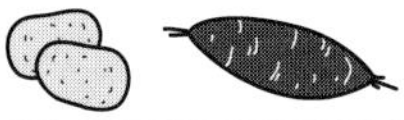			
	2	果物	150	りんご1コまたはみかん中3コ 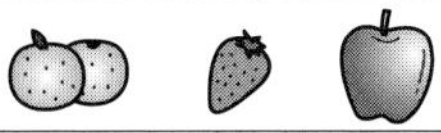			
Ⅱ 蛋白質	3	魚介類	70	魚1切 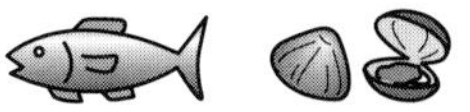			
		肉類	60	赤身部分 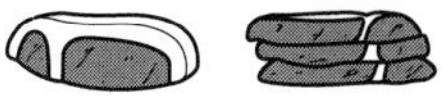			
		卵類	50	中1コ 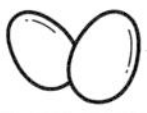			
		豆類および大豆製品	100	絹豆腐1/2丁または納豆(ミニ)1コ 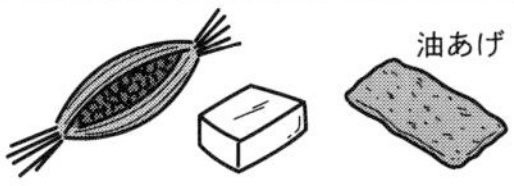			
	4	牛乳および乳製品	200	牛乳1本 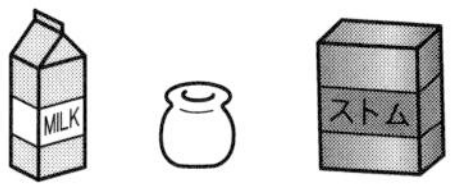			
Ⅲ 脂質	5	油脂類	10	大さじ軽く1杯 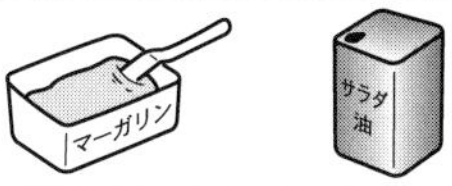			
Ⅳ ミネラル ビタミン	6	緑黄色野菜	120	きのこ類こんにゃく類を含む 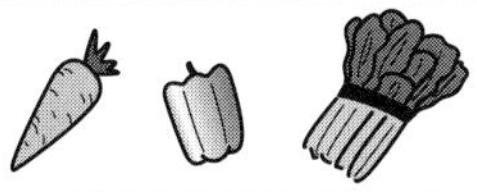			
		その他の野菜	230 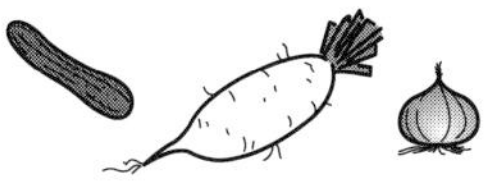				
		海藻類	3 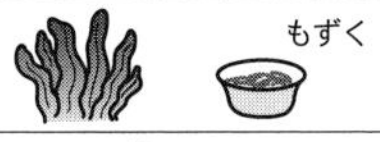				
付録		味噌	10	小さじ2杯 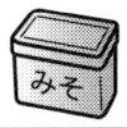			
		砂糖	6	小さじ2杯 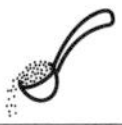			
		その他調味料 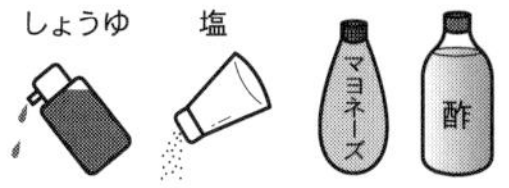					

(神奈川リハビリテーション病院栄養科資料)

図1　1,400 kcalの食事

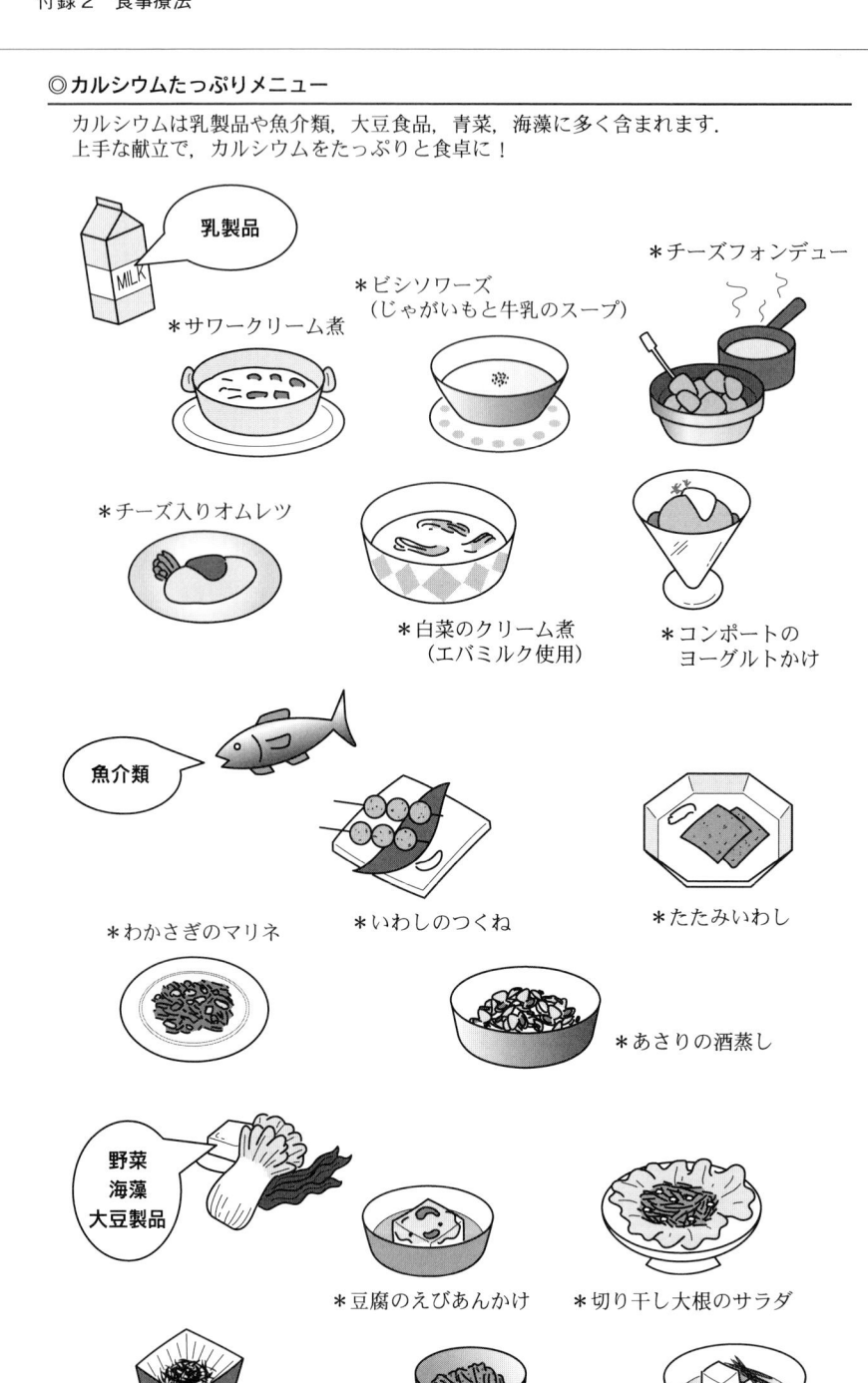

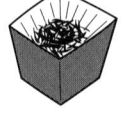

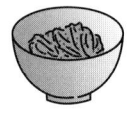

◎カルシウムたっぷりメニュー

カルシウムは乳製品や魚介類，大豆食品，青菜，海藻に多く含まれます．
上手な献立で，カルシウムをたっぷりと食卓に！

乳製品
- ＊サワークリーム煮
- ＊ビシソワーズ（じゃがいもと牛乳のスープ）
- ＊チーズフォンデュー
- ＊チーズ入りオムレツ
- ＊白菜のクリーム煮（エバミルク使用）
- ＊コンポートのヨーグルトかけ

魚介類
- ＊わかさぎのマリネ
- ＊いわしのつくね
- ＊たたみいわし
- ＊あさりの酒蒸し

野菜　海藻　大豆製品
- ＊豆腐のえびあんかけ
- ＊切り干し大根のサラダ
- ＊ひじきの酢の物
- ＊小松菜のごまあえ
- ＊凍り豆腐の含め煮

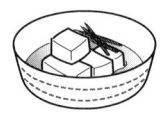

（萬有製薬ホームページより）

図2　カルシウムを多く含む食品

グルトなら，1日200〜300 ccはとりたいものです．脂肪分が気になる人は，低脂肪のものを利用しましょう．牛乳が苦手な人は料理に使ったり，チーズを食べてもよいでしょう．そのほかカルシウムを含む食品を**図2**に示します．日光浴やビタミンDはカルシウムの吸収をよくしますが，ナトリウムはカルシウムを体の外に排出する作用があります．したがって，塩分を摂りすぎるとせっかく摂ったカルシウムが出ていってしまうのです．小魚はカルシウムを多く含んでいますが，塩辛いものは避けてください．

　骨を鉄筋コンクリートにたとえると，カルシウムはコンクリート部分です．足りないとすかすかの骨粗鬆症というわけです．一方，蛋白質は鉄筋にあたる部分で骨の土台をつくります．カルシウムだけでは丈夫な骨はつくれません．高齢者に不足しがちな蛋白質をがんばって食べましょう．

〔土屋辰夫〕

あとがき

　神奈川リハビリテーション病院では開院以来40年にわたり，一貫して変形性股関節症に対する手術療法およびリハビリテーションを行っています．整形外科における股関節手術件数は年間240件を超えており，全国的にも高い評価を得ていますが，理学療法科を中心に行っているリハビリテーションも手術前から退院後のフォローアップまできめ細かく進めています．

　当院のリハビリテーションの大きな特色は，この段階的できめ細かなプログラムと患者様への予防や生活面での教育的アプローチです．担当セラピストが行う個別指導の他に，グループでの水中運動の指導や日常生活での注意点などをミニ講座にして理解してもらっています．初版では変形性股関節症の方を対象に，これらの内容をテーマごとに分担し執筆しました．

　第2版では，股関節症の方はもちろんですが，セラピストにも役立ててもらうことを意識して編集しました．その背景には，多くの病院で股関節手術が行われるようになっていることと，臨床での具体的な指導方法について多くのセラピストが苦慮している現状を耳にする機会が増えたからです．当院で2006年から開催している「変形性股関節症の理学療法」講習会を受講した方はすでに300名を超えています．講習会の中で受講生から出された疑問点や意見も本書の内容に反映されています．本書を読んで新たな疑問点がありましたら，ぜひ教えてください．それを新たな糧として，よりよいものにしていきたいと考えています．

　最後に，快くモデルを引き受けていただいた患者様とPT科スタッフに心より感謝いたします．

2012年9月

土屋辰夫

索引

和文索引

■あ
足関節　42

■い
椅子からの立ち上がり・座り　60
痛み　60
医療費助成　115

■う
臼状関節　1

■え
エルゴメーター　89,90
円靱帯　2
エンドフィーリング　25

■か
介護保険制度　118
外出　73
外旋　2,16,29
階段　63
外転　2,16,21,29
　　──筋　104
開排　22
買い物　71
家事動作　71
荷重連鎖　57
片松葉杖歩行　90
滑膜炎　26
滑膜切除術　109
化膿性股関節炎　108
カルシウム　121,122
寛骨　1
寛骨臼　1
　　──（臼蓋）回転骨切り術　6

関節 debridement　110
関節液　2
関節可動域　12
関節鏡　6
　　──手術　6
関節腔　2
関節唇　1,26
　　──損傷　3
　　──断裂　108,111
関節軟骨　1,26
関節包　1
関節モビライゼーション　25
関節遊離体　108
関節リウマチ　108
関節裂隙　5

■き
キアリ骨盤骨切り術　6
脚長差　4,48
臼蓋　1,5
　　──回転骨切り術　87,88
　　──形成不全　3
　　──形成術　6
球関節　1
臼関節　15
起立台　90
筋解離術　6,107,110
筋硬結部　26
筋力強化　11,14

■く
屈曲　2,16,19,29
靴下
　　──の着脱　64
　　──履き自助具　65
　　──を履く　66
グループトレーニング　86

■け
限度額適用認定証　116

■こ
更衣　64
　　──の自助具　65
高額療養費制度　115
更生医療　116
公的年金　119
股関節外旋筋群　94
股関節外転筋　30,46
　　──群の筋力強化法　34
股関節鏡視下手術　89
股関節鏡手術　107,108
股関節屈曲に伴う複合運動　35
股関節屈筋　30
股関節屈筋群　32
　　──の筋力強化法　29
股関節形成不全症　107
股関節─骨盤─体幹（腰椎）の機能的な連結　57,92
股関節伸筋　30
　　──群の筋力強化法　33
股関節深層筋　92
股関節唇断裂　107
股関節伸展運動に伴う複合活動　36
股関節伸展筋　104
股関節内転筋　30
　　──群の筋力強化法　35
骨棘形成　5
骨切り術　107
骨粗鬆症　9,122
骨頭　5
骨密度　9
雇用保険　120

■さ
最小侵襲手術　107
坐骨　1
　　——神経　27

■し
自助具　64
姿勢アライメント　37
自転車　74
自動介助運動　25
自動車の運転　73
社会参加　71
しゃがみ　63
シャワー椅子　66,69
就寝　71
重心　40
　　——移動　40
収納　73
術後プログラム　87,88
術前評価　87
術創部　26
循環改善　91,93,96
傷病手当金　118
初期股関節症　5
食事療法　121
自立支援医療　116
深筋層　93
人工関節　6
　　——置換術　6
進行期股関節症　5
人工股関節全置換術　87,88
人工股関節置換術　107
深層筋　96
身体間コミュニケーション　71
身体障害者手帳　117
伸展　2,16,20,29
　　——制限　94
深部静脈血栓　88,90

■す
水泳　84
水温　75

炊事　71
水中運動　75
　　——の特徴　76
　　——の利点　76
　　——療法　85,89,90
水中トレーニング　77
水中歩行　82
スクワット動作　52
ステップの練習　103
ストレッチ　15,16,49
　　——法　11
スポーツ　74
　　——外傷　3
スライドボード　94

■せ
生活指導　14
静水圧　76
整復術　109
整容　64
脊柱起立筋　94
セルフケアの方法　91
前股関節症　5
洗濯　71
先天性股関節脱臼　3

■そ
装具療法　6
掃除　71

■た
退院時評価　91
体幹—骨盤—股関節
　　——の機能的な連結　96
　　——の連結　49,94,96,97,101,103
大腿筋膜張筋　26,92,93
大腿骨寛骨臼インピンジメント　107
大腿骨骨切り術　6
大腿骨頭　1
　　——靱帯　1
　　——靱帯断裂　107,110

大腿直筋　26,93,94
大腿二頭筋　30
大殿筋　30,51,94
台所　72
大内転筋　30
大腰筋　30
立ち上がり　61,98
短内転筋　30
蛋白質　121,122

■ち
恥骨　1
　　——筋　30
中殿筋　30,37,51
腸骨　1
　　——筋　30
　　——大腿靱帯　2
長内転筋　30
腸腰筋　96,104,110
沈下性肺炎　90

■つ
爪切り　64,66,67

■て
抵抗　75
てこ　46
手すり　68
デュシェンヌ跛行　4
デュシャンヌ歩行　46,99
電気凝固メス　108
電動シェーバー　108

■と
トイレ　68,70
徒手療法　14
トレンデレンブルグ跛行　4
トレンデレンブルグ歩行　46,99

■な
内旋　2,16,29
内転　2,16,21,29

■な
内転筋　26
　　──群　93
内反・外反骨切り術　6
ナトリウム　125

■に
日常生活　59
　　──動作　4,59
入浴　65

■ね
粘性抵抗　75

■は
薄筋　30
跛行　4,57,98
バックステップ　103
　　──の練習　103
半腱様筋　30

■ひ
皮下組織　26
腓骨神経麻痺　90
膝関節　42
ビタミンD　125
皮膚　26
肥満　9,121
標準体重　121
標準負担額減額認定証　116
表層筋　92,93
疲労性筋肉痛　26

■ふ
腹横筋　31,37
腹臥位　89,90,94
複合運動　35
腹斜筋　30,31
腹直筋　30,31
物理療法　25
ブリッジ運動　94
浮力　75,76

■へ
平均骨密度　122
変形性股関節症　3,107

■ほ
ポータル　108
ホームプログラム　91
歩行　39
　　──距離　55
　　──訓練　11
　　──時間　55
補高　48
　　──便座　68,70
ポジショニング　14,17
歩数　55
骨同士の衝突　111

■ま
マジックハンド　64,65
末期股関節症　5
松葉杖　48
磨耗　10

■み
水慣れ　76
水の抵抗　76
水の特性　75

■や
薬物療法　6

■ゆ
遊脚期　42
遊離体　109
　　──摘出術　109
床からの立ち上がり・しゃがみ　61
床反力　100,103
床への移動　62

■よ
洋式生活　63
腰椎─骨盤─股関節の連結　94
腰痛　94
　　──の対策　88
浴室専用踏み台　68
浴槽台　65
浴槽内でのしゃがみ動作　69
浴槽のまたぎ　67
横揺れ歩き　46
横揺れ歩行　27,42,46,48,50
四つ這い　94

■り
梨状筋　27,94
立脚期　42
リモデリング　110
両松葉杖歩行　90
リラクセーション　15,18

■ろ
ローリング　55
ロール　94
ロフストランド杖　48

■わ
和式生活　63

欧文索引

■A
ADL　74
APDL　74

■B
BMI　121

■C
camtype　111

■D
DDH　107
debridement　109

F
FAI *3,107,111*

I
impingement *111*

J
JHEQ *112*
JOA スコア *112*

M
MIS *107*
mixed type *111*

P
pincer type *111*

S
surgical dislocation *111*

T
T字杖 *46,48,90*

Y
YAM *122*
Y靱帯 *2*

【監修者略歴】

勝又 壯一
- 1969年　東京慈恵会医科大学卒業
- 1971年　同大整形外科学教室助手
- 1988年　神奈川県立厚木病院整形外科部長
- 1996年　神奈川リハビリテーション病院整形外科部長
- 2003年　神奈川リハビリテーション病院院長
　　　　　現在に至る
- 2004年　東京慈恵会医科大学客員教授

【編者略歴】

土屋 辰夫
- 1980年　国立療養所東京病院附属リハビリテーション学院卒業
　　　　　神奈川リハビリテーション病院勤務
- 2007年　神奈川県総合リハビリテーションセンター地域支援センター地域支援室長
- 2010年　神奈川県総合リハビリテーションセンター地域支援センター副所長

変形性股関節症のリハビリテーション　第2版
患者とセラピストのためのガイドブック　　ISBN 978-4-263-21410-7

2005年 3月 1日　第1版第1刷発行
2008年11月10日　第1版第2刷発行
2012年10月10日　第2版第1刷発行
2014年10月20日　第2版第2刷発行

　　　　　監修　勝　又　壯　一
　　　　　編集　土　屋　辰　夫
　　　　　発行者　大　畑　秀　穂

発行所　医歯薬出版株式会社
〒113-8612　東京都文京区本駒込1-7-10
TEL.（03）5395-7628（編集）・7616（販売）
FAX.（03）5395-7609（編集）・8563（販売）
http://www.ishiyaku.co.jp/
郵便振替番号 00190-5-13816

乱丁，落丁の際はお取り替えいたします．　　印刷・壮光舎印刷／製本・愛千製本所
© Ishiyaku Publishers, Inc., 2005, 2012. Printed in Japan

本書の複製権・翻訳権・翻案権・上映権・譲渡権・貸与権・公衆送信権（送信可能化権を含む）・口述権は，医歯薬出版（株）が保有します．
本書を無断で複製する行為（コピー，スキャン，デジタルデータ化など）は，「私的使用のための複製」などの著作権法上の限られた例外を除き禁じられています．また私的使用に該当する場合であっても，請負業者等の第三者に依頼し上記の行為を行うことは違法となります．

JCOPY ＜（社）出版者著作権管理機構 委託出版物＞

本書を複写される場合は，そのつど事前に（社）出版者著作権管理機構（電話 03-3513-6969，FAX 03-3513-6979，e-mail:info@jcopy.or.jp）の許諾を得てください．